Chronizität als Krankheit

Dr. med. Konrad Werthmann

Willst Du das Unendliche Begreifen,
schau mal im Endlichen nach allen Seiten

J. W. Goethe

Vorbehaltserklärung:
Dieses Buch ist dazu bestimmt, Informationen über die behandelten Themen zu vermitteln. Weder der Autor noch der Verlag sind im Falle eines Verlustes oder Schadens, der direkt oder indirekt durch die in diesem Buch enthaltenen Informationen verursacht sein könnte, irgendeiner Person gegenüber verantwortlich oder schadenersatzpflichtig.

Disclaimer:
The purpose of this book is to provide information on the topics covered. Neither the author nor the publishing house can be held responsible or liable by any person or persons for losses or damages of any kind that might result directly or indirectly from the information contained in this book.

1. Auflage 2010

ISBN 978-3-925524-61-5

Semmelweis-Institut
Verlag für Naturheilkunde GmbH
Hasseler Steinweg 9
27318 HOYA
GERMANY
Telefon: (0 42 51) 93 52-3 94
Fax: (0 42 51) 93 52-2 91
E-Mail: info@semmelweis.de

INHALTSVERZEICHNIS

Bilderdarstellungen

Vorwort

Die Chronizität – eine eigenständige Krankheit? Das klingt ungewohnt, da wir üblicherweise eine chronische Krankheit eher als besonders langwierige Verlaufsform eines Leidens betrachten, als sei das Hauptproblem lediglich ein Zeitfaktor. (Nicht umsonst fungierte der griechische Gott Chronos, der den Ablauf der Zeit symbolisiert, hier als Namensgeber.)

In den vergangenen Jahrhunderten dominierten die akuten Erkrankungen, für die vielfach keine Behandlung bekannt war und die daher oft tödlich verliefen. Mit zunehmendem Wissen um die Entstehung von Krankheiten ist es dem Menschen gelungen, wirksame Prophylaxe- und Behandlungsmethoden sowie Medikamente zu entwickeln. So wurde u.a. dank Hygiene, Ernährungswissenschaft, besserer medizinischer Versorgung, Notfallmedizin und vieler Arzneimittelentwicklungen in der industrialisierten Welt ein deutlicher Rückgang der akuten und Infekt-Krankheiten erreicht.

Trotz dieser Fortschritte hat die Anzahl der kranken Menschen jedoch nicht abgenommen, vielmehr steigt die Zahl chronischer Erkrankungen rapide an. Für diese Beschwerden gibt es in der Medizin – bisher – keine *Heil*-mittel im wahrsten Sinne, daher werden die betroffenen Menschen zu Dauerpatienten.

Die medizinische Forschung bringt zwar fast täglich neue Erkenntnisse hervor; diese werfen aber stets unzählige neue Fragen auf, für die wiederum Antworten gesucht werden. Mit jedem kleinen Quantum an Wissen steigt damit automatisch unser Nichtwissen exponentiell an, wie bei einer Kugel, bei der eine Vergrößerung des Radius eine Vergrößerung der Oberfläche in der 2. Potenz nach sich zieht. Trotz aller teils spektakulären Entdeckungen liefert die Forschung ein schnelleres Wachstum des Nichtwissens als des Wissens.

Parallel zur Zunahme der Erkrankungen steigt auch die Zahl der Therapiemethoden und -Möglichkeiten zu einer kaum überschaubaren Vielfalt an. Dennoch gelingt es nicht, die chronischen Leiden grundlegend und erfolgreich auszukurieren.

Der Autor dieses Buches hat sich dieser Problematik mit einem anderen Denkansatz genähert. Er sieht im chronischen Leiden für den betroffenen Patienten nicht nur einen Zeitfaktor, sondern auch einen qualitativen Aspekt. So handelt es sich um eine eigene Krankheit, die es zu behandeln gilt. Dr. Werthmann widmet sich den grundlegenden Prinzipien der Krankheitsentstehung, im Gegensatz zu den sonst verbreiteten, analytischen und immer komplexer werdenden Theorien, die häufig nur einzelne Aspekte und Ausschnitte betrachten.

Dr. Konrad Werthmann hat seinen Beruf als Arzt zu Zeiten begonnen, als die Aufmerksamkeit und Achtsamkeit, die Befragung und die direkte Untersuchung des Patienten noch im Vordergrund standen. Seine feine Beobachtungsgabe, seine Neugier, sein „Forschergeist“ und sein umfassendes Wissen machen ihn zu einem kritischen Mediziner, der gleichzeitig offen für neue Entwicklungen ist und dabei seine in langjähriger Praxistätigkeit erworbenen Erfahrungen nicht aus dem Auge verliert.

Mit dem vorliegenden Buch „Chronizität als Krankheit“ ist es Dr. Werthmann gelungen, seine Erfahrungen über die Entstehung von Krankheiten und deren Heilung prägnant zusammenzufassen. Gerade für den weniger erfahrenen Therapeuten bietet es die Möglichkeit, den Blick für Erkrankungen und ihre Hintergründe zu schulen. Und der langjährige, erfahrene Therapeut wird sicherlich neben scheinbar längst Bekanntem auch so manchen wertvollen Hinweis auf eine neue Betrachtungsweise finden, der im Praxisalltag von großem Nutzen sein wird.

Dir, lieber Konrad, und deinem Buch wünsche ich aufmerksame und neugierige Leser.

Camilla Fischer
Hoya im Juli 2010

Einleitung

Diese **eigenständige Krankheit, die Chronizität**, voll zu studieren und erweitern kostete und kostet dem Autor noch immer viel Zeit.

Bis der Autor die Abhängigkeit der Chronizität von der Dünndarmschleimhaut-Atrophie voll begriffen hatte, musste er über Jahre hinweg viele Erfahrungen sammeln und Studien absolvieren. Es begann mit kleinen Organ-Gebieten und wuchs im Laufe der Zeit zu einem mächtigen Gebilde an. Die Störung der Dünndarmschleimhaut beruht auf einer enteralen Allergie gegen Produkte von Kuhmilch und Hühnerei. Diese intestinale Allergie betrifft nach den Erfahrungen einer über 45jägrigen gastroenterologischen Praxis 60-70% der gesamten Bevölkerung. Da die Darmschleimhaut-Verletzung keine Schmerzen verursacht, glauben nur wenige Menschen das Faktum, und davon halten sich nur ein paar an die Diät und Isotherapie. Sobald die Dünndarmschleimhaut-Atrophie gebildet wird, versucht sie die Ausscheidung des Histamins auf andere je nach Persönlichkeit bestehende Schwachorgane zu übertragen. Das nennt man <u>Maskierung</u>, weil die Atrophie sich hinter den Erkrankungen anderer Organe versteckt.

Die Zeichnung (Seite 8) stammt aus dem Jahr 1965 und zeigt die Schleimhautzotten mit der Atrophie von der Geburt bis zur möglichen späteren Gesundung der Schleimhaut. Damals, vor fast 5o Jahren, ging die Besserung des Darmgeschehens noch über die „Dr.Werthmann Diät“ alleine, das heißt der Darm war allmächtig. Aber er wird jetzt durch immer mehr Manipulationen an der Zusammensetzung bei Produkten der Kuhmilch und des Hühnereies, sowie an verschiedenen Beifügungen von Enzymen und/oder Geschmackskorrigentien und generell an den übrigen Nahrungsbestandteilen mehr und mehr gestresst und somit in seinen Reaktionen noch mächtiger. Sobald der Darm durch eine intestinale Allergie geschädigt wird, schaut er gleich, <u>wo das nächste Schwachorgan ist</u>, um sich sofort zu maskieren. Bei der Therapie haben sich die Medikamente der <u>Isotherapie</u> zusätzlich als sehr gut und das Darmmilieu normalisierend erwiesen. Der Entzündungsprozess am Schwachorgan wird durch eine Therapie schwächer, heilt aber nicht aus. Die Darmschleimhaut bessert sich ausschließlich nur auf die Karenz der Allergene.

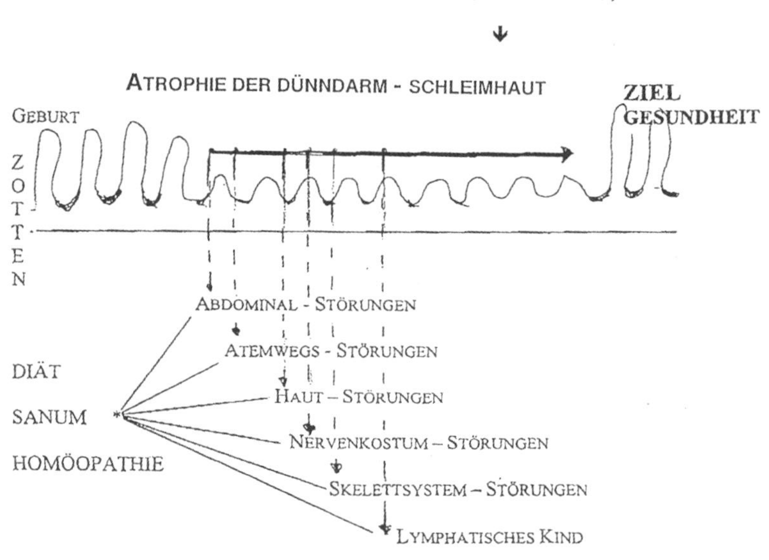

Abb.: 1) 1965 Zeichnung des Autors: Mit dieser Zeichnung wurde in den Anfängen die Chronizität und Maskierung von der Dünndarmschleimhaut erklärt

Wenn man Abb. 1 genau betrachtet, so ist die erste Schwelle für den Beginn der Maskierung schon sehr früh. Sie kann bereits in den ersten Lebenstagen liegen. Laut Veröffentlichung eines amerikanischen Pathologen (Robbins and Cotran: Pathologic Basis of Disease, 1994) kann man die ersten Schäden allergischer Natur bei der Obduktion eines Fötus in einem Alter von bereits **10 Schwangerschaftswochen erkennen**. Das ist eine Zeit, in der einige Mütter noch nicht sicher sind, ob eine Schwangerschaft besteht oder nicht. Die Defekte erinnern an allergische Schäden in der Dünndarmschleimhaut. Die Allergie gegen Produkte aus Kuhmilch und Hühnerei sind die Verursacher der Primärallergie und damit der Anfang einer möglichen Maskierung.

Was die Mutter trinkt und isst erreicht auch das Baby. Das wollen viele Frauen nicht anerkennen, aber es ist leider so. Die Primärallergene heißen so, weil sie die ersten und frühesten Allergien hervorrufen. Alle anderen nachfolgenden Allergien sind die Sekundärallergien. Dass der allergische Schaden an der Dünndarmschleimhaut erfolgt, konnte der Autor an der Universität Graz mit Unterstützung von Oberarzt Dozent Dr. Jarisch durch Schluck-Endoskopien an seinen Kindern und an Patientenkindern erfahren. Siehe Abb.: 2 Bilder der Dünndarmschleimhaut.

Im Jahre 1989 ist das Buch: „Kinderallergien – erkennen und behandeln durch individuelle Diät"/Sonntag Verlag und im Jahre 2004 das Buch „Kuhmilch- und Eiweißallergien bei Kindern" /Sonntag Verlag veröffentlicht. Im ersteren waren die Ausdrücke Chronizität und Maskierung schon andeutungsweise erwähnt. Beim letzteren Buch sind die Ausdrücke Chronizität und Maskierung bei der Vorgeschichte und Therapie sehr ausführlich erklärt. Das zeigt den Fortschritt bei der Erkundung der Chronizität.

Abb. 2 zeigt Endoskopien mit Kamera bei meinen Patientenkindern. Es ist ein Auflichtmikroskop (Hellfeld), bei dem man die Zotten bei Gesunden (oberes Bild) und bei den kranken Kindern die klein gebliebenen bis total zurückgebildeten Zotten (unteres Bild) erkennt. Es zeigte sich, dass man die subtotale Zottenatrophie auch bei der normalen Milchallergie bereits sieht.

Abb. 2A zeigt, wie die moderne Medizin versucht, das Wort Allergie durch die Bezeichnung „Stress für die Dünndarmschleimhaut" zu formulieren. Nach Meinung des Autors sollte es möglichst wenig im Sprachschatz für Patienten gebraucht werden. Das kann gut gehen, wenn man dann wenigstens die Werthmann Diät und Fortakehl D5 Tbl. als Therapeutikum verordnet.

Wichtig ist dem Autor, dass der Therapeut erkennt, dass chronische Krankheiten nicht vom kranken Organ abhängen, sondern nur von der Dünndarmschleimhaut-Atrophie. Der Therapeut wird sich daher mit der Tatsache auseinandersetzen müssen, dass der Patient bei einer Angina nicht an der Stelle der Tonsillen krank ist, sondern an seiner Dünndarmschleimhaut-Atrophie. Die schmerzt in den allermeisten Fällen nicht, aber der Patient spürt das Leiden an seinem Toxin-(Histamin)-ausführenden Organ. Sobald der Darm seine Krankheit überwunden hat, verschwindet die Entzündung des Histamin-ausführenden Organs.

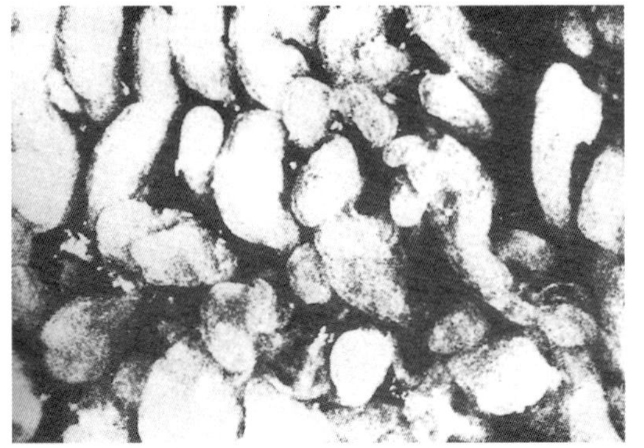

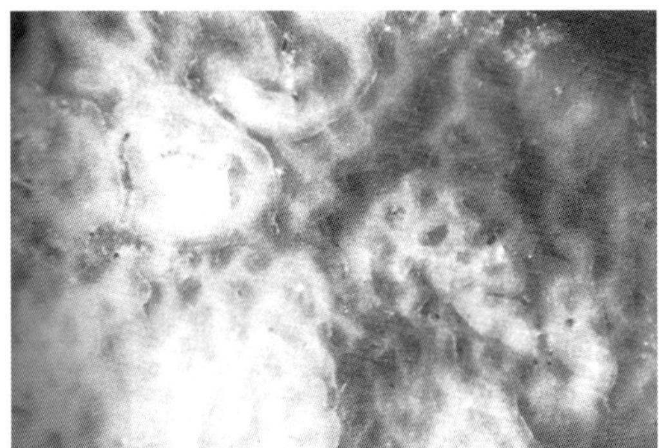

Abb. 2: Obiges Bild: Auflichtmikroskop 1:40 normale Zotten
Unteres Bild: Mondlandschaft, keine Zotten vorhanden.

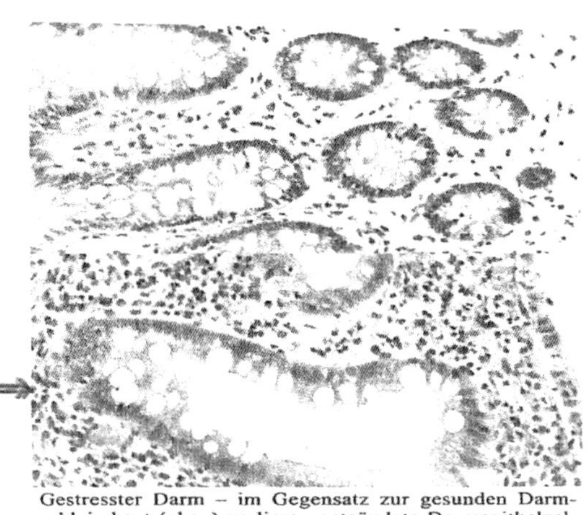

Gestresster Darm – im Gegensatz zur gesunden Darmschleimhaut (oben) verlieren entzündete Darmepithelzellen (unten) ihre wichtige Immunfunktion.
Bild: TUM/D. Haller

Abb. 2A: Moderne histologische Aufnahme einer durch Allergien gestressten Dünndarmschleimhaut (TU Mainz)

I Erklärung der wichtigen Ausdrücke

Ein Buch über die Chronizität zu schreiben ist ein großes Unterfangen, denn heute denkt jeder Mensch, die Chronizität ist ein Zustand und keine eigene Krankheit. Niemand fragt sich, warum der eine Patient bei dieser Krankheit nur einen „akuten Schub" erleidet und der andere in eine chronische Krankheit verfällt. Es ist auch nicht Schicksal, es ist einfach eine Reaktion seines Körpers, die Chronizität anzunehmen. Der Autor möchte zuerst ein paar Ausdrücke erklären und dann in der Beschreibung der naturheilkundlichen Verfahren, die das sichtbar machen, fortfahren.

1) Nach Meinung des Autors ist die **Chronizität** eine Krankheit, der einerseits eine Überlastung der Dünndarmschleimhaut zugrunde liegt und die andererseits ein Schwachorgan zwecks Ausfuhr des Histamins benötigt und sucht. Hat er das persönliche Schwachorgan gefunden, leidet der Patient an der Entzündung dieses Organs. Dieses kranke Schwachorgan steht für den Therapeuten und Kranken in keiner offensichtlichen Verbindung zum Darmorgan. Das Fatale ist dabei, dass weder eine Mehrzahl von Ärzten noch Patienten das für möglich halten. Wer aber die **Dr. Werthmann Diät** (siehe Seite 131ff) und die **Isotherapie** einhält, erlebt Wundersames in punkto Heilung.

2) Eine **Maskierung** bedeutet nicht, dass das Organ eine Maske sich aufsetzt und jetzt als „fremdes Organ" herum spaziert. Es bedeutet lediglich, dass die Ausleitung der Allergie- und Entzündungs-Mediatoren (wie Histamin, Histidin) vom Dünndarm durch andere Organe auf anderen Keimblättern übernommen wird. Die Maskierung ist ein Ausdruck dessen, was der Mediziner heilen will. Denn vordringlich heilt er das Organ, das leidet und nicht das Organ, das die Ursache der Krankheit bildet. Die Chronizität und die Maskierung gehören zusammen. Eine chronische Krankheit ist immer eine maskierte Krankheit. Der Therapeut muss nur das ursächlich kranke Organ suchen und finden.

Dr. Spengler war der erste Arzt, der von einer Maskierung der Tuberkulose sprach. Er entwickelte die Spenglersane, und dabei bemerkte er, dass zugleich die Tuberkulose als stark maskierte (ein anderes Organ leidet statt des kranken Darmes) Krankheit auftritt. Er erkannte, dass die bei jedem Menschen im erbgenetischen Immunbereich fixierte Syphilis die Ursache ist. Das war ein Teilaspekt, denn die Syphilis oder Lues ist eine stark zur Chronifizierung neigende Erkrankung, aber nicht nur für die TBC, sondern allgemein. Ein paar Worte mehr zu dieser Erkrankung. Für Dr. Spengler hatte die TBC oberste Priorität, und alle anderen Krankheiten waren mehr oder minder zweitrangig. Bisher war es üblich, immer die Lunge als Eintrittspforte für den Tuberkulose-Erreger zu halten. Dem ist nicht so! Die Darm-TBC ist öfters vorhanden als wir Ärzte vermuten können, nur untersucht niemand den kranken (aber leise leidenden) Darm. Dieser sendet sofort seine Allergie- und Entzündungs-Mediatoren auf das Schwachorgan Lunge. Wieso meistens Lunge? Die Lunge und der Darm sind eine Einheit. Weiters werden verschiedene Darmgase (Methan) über die Lunge abgearbeitet. Natürlich können es auch andere Schwachorgane (z.B. submandibuläre Lymphknoten, Hautorgan) sein. Zusätzlich war zu Spenglers Zeit die TBC eine europaweite Seuche, eine Pandemie. Die gibt es auch jetzt. Derzeit gibt es in der Bundesrepublik Deutschland jährlich bis zu 70000 tuberkulöse Neuerkrankungen. In Österreich werden die Universitätskliniken für Pulmonale Erkrankungen generell umgebaut, da beim Öffnen der Zimmertüren die Luft ins Zimmerinnere gehen muss und nicht auf den Gang. Denn im Zimmer liegen Patienten, die an offener TBC erkrankt sind und durch keine Antibiotika-Therapie geheilt werden können. Ebenfalls der erbgenetische Faktor Syphilis.

Die Lues wurde 1492 nach Europa eingeschleust, und jeder Mensch hat diesen Faktor in seinem Erbgedächtnis (ob er will oder nicht), denn die Syphilis war (und wird zunehmend wieder) auch eine Pandemie. Dieses Faktum beschreibt Dr. Spengler. In der Dünndarmschleimhaut wird das immunologische Erbgedächtnis angenommen. Das besteht seit Anfang der Menschheit an. Bei einer <u>gesunden</u> Dünndarmschleimhaut ist es gut ausgebildet und fähig, sich die Erbtoxine zu merken. Es ist zugleich der Garant, dass man z.B. nach einer durchgemachten Grippe nicht noch einmal dieselbe Grippe bekommt. Jetzt muss man ergänzend sagen, dieser Erbfaktor bestärkt die schon vorhandene Maskierungstendenz durch den Darm für alle Krankheiten noch mehr, denn das Immungedächtnis ist nicht speziell nur für einzelne, sondern für alle Krankheiten im Darmraum vorhanden.

Das gilt auch für die Lues und ihre im Immungedächtnis verankerten (vor Jahrhunderten durchgemachte aktive Lues) Syphilis-Antikörper. Das zeigt sich bei Spenglersan-Bluttesten: die Lues und die TBC sind immer aktiv. (Dr. Spengler entwickelte mehrere Sorten von Spenglersanen, darunter auch welche, die Lues- bzw. TBC-Antigene und -Antikörper enthalten). Allerdings nicht so stark, dass man gleich davon ein Krankheitsgeschehen ableiten kann. Weiters sehr wichtig: Die Syphilis wirkt sich möglicherweise auch auf die Infektabwehr ungünstig aus, indem sie den afferenten Weg für die zelluläre Immunabwehr blockiert. Fazit: Der Mensch ist ein blockiertes Individuum.

Zum Abschluss des Kapitels **Maskierung** noch einmal die Wiederholung: Das erkrankte Primärorgan ist in jedem Fall die Dünndarmschleimhaut (Abb. 2 und 2A), und diese sucht das individuelle Schwachorgan (z.B. Niere, Tonsillen, Gelenk, Nerven, Psyche) des Trägers auf, um die Darm-Mediatoren auszuscheiden. Diese Allergie- und- Entzündungs-Mediatoren lassen das Schwachorgan erkranken. Das Leiden des Schwachorgans wird Maskierung genannt, weil sich hinter dieser Erkrankung des Schwachorgans die Primär-Krankheit des Darmes versteckt. Die Erkrankung der Dünndarmschleimhaut tritt in ihrer Symptomatik im Wesentlichen gar nicht auf, nur das maskierte (erkrankte) Schwachorgan ärgert den Patienten mit seiner Erkrankung. Wenn das weder Doktor noch Patient bemerken, werden sie mit der Therapie am maskierten Organ wenig erreichen. Sie können an der Chronizität etwas kratzen, aber verbessern können sie die Ursache nicht.

Ganz allgemein:
Die Maskierung einer Krankheit heißt, dass ein anderes Schwachorgan für den eigentlichen kranken Körperteil einspringen muss. Der wirklich oder nicht bis wenig agierende kranke Körperteil lässt ein anderes Organ für seine Schwäche einspringen und arbeiten.

Wichtiger Hinweis:
Wenn auf den folgenden Seiten immer wieder auf die **Dr. Werthmann Diät** hingewiesen wird, so bedeutet das eine totale Karenz von Kuhmilch und Hühnerei, die lange Zeit streng eingehalten werden soll. Nur so kann man erreichen, dass die subtotale bis totale Dünndarmschleimhaut-Atrophie (oder modern ausgedrückt: die gestresste Dünndarmschleimhaut) ausgeheilt werden kann. **NUR die Diät kann die Dünndarmschleimhaut heilen, und die ist zur Gesundung nötig.** Sobald Sie der Diätanweisung noch Isotherapeutika zusetzen, können Sie das individuelle Schwachorgan sofort mitbehandeln.

3) Isotherapie heißt eine Therapie, die Krankheiten mit Mitteln zu heilen versucht, die dem Körper eigen sind. Gefunden wurde diese Heilungsart von Prof. Dr. Günther Enderlein Anfang des letzten Jahrhunderts.

4) Das Schwachorgan
Jeder Mensch entwickelt in seinem Leben ein oder mehrere Schwachorgane. Diese reagieren bei jeder noch so kleinen Unpässlichkeit mit einer „kranken“ Reaktion. Je nach der Natur des Schwachorgans kommt es zur Entzündung oder Funktionsstörung. Das Schwachorgan ist meistens zugleich das maskierte Organ.

5) Der alkalische Block
Nach Meinung des Autors soll man sich vor der Therapie überzeugen, welches Organ das maskierte Organ ist und welchen pH es von Natur aus hat. Meistens wird in naturheilkundlichen Schriften und Büchern nur von Alkalisierung gesprochen. Der Gedanke dahinter ist, dass man glaubt, der Körper sei zu sauer. Das ist nicht immer der Fall. Viel ärger kann sich nach Meinung des Autors aber die Alkalisierung auswirken. Ein Beispiel soll das veranschaulichen: Die Harnblase besitzt ein saures Milieu, die Prostata ein alkalisches. Eine Prostatitis benötigt demnach alkalisierende Maßnahmen, eine Cystitis hingegen eine ansäuernde Behandlung. Das hat bereits die Pharmaindustrie erfasst. Sie liefert für die weibliche Cystitis Präparate, die den pH auf maximal 4-5 halten. Meistens führen die alkalisierenden Präparate das erkrankte

Organ und das Blut mehr und mehr in die Alkalinität, mehr als der Körper bzw. das Organ es erlauben. Es gibt eine Menge von Patienten, die über ihren über mehrere Tage anhaltenden alkalischen Harn klagen und glauben, sie können oder müssen die Therapie abbrechen. Man nennt diesen Zustand den alkalischen Block. Vereinzelt bekommen sie auch nach Einnahme von Basensalzen Magen- und Herzbeschwerden. In dieser Situation muss man mit den Basensalzen sofort aufhören. Teilweise ist es die Folge einer Nierenüberlastung, teilweise durch zuviel Zufuhr von alkalisierenden Medikamenten, sodass ein Ausgleich der Alkalität (Alkaliaemie) nicht mehr möglich ist. Man darf das auch eine Form der metabolischen Alkalose (mit Anstieg von aktuellem Bicarbonat und Standardbicarbonat (=Bicarbonatkonzentration des Blutes) sowie gelegentlicher positiver Basenabweichung nennen. Das ist genau so schädlich wie eine Hyperazidose (zu viele saure Anteile im Körper) und kann zumindest vegetative Beschwerden auslösen.

Als Beispiel nur wenige Organe mit verschiedenen pH-Werten:

Vagina	pH 4,0-4,5
Prostata	pH 5,0-5,5
Magen	pH 1,5
Mund	pH 6,0-7,2
Haut	pH 5,5

Der alkalische Block wird lediglich erwähnt, weil er öfters übersehen oder nicht ernst genug genommen wird. Sobald der Körper einen alkalischen Block zeigt, bitte das Präparat Citrokehl Tropfen geben. Das wird auch bei Organen verordnet, die den Systemen des Aspergillus niger unterworfen sind. Univ. Prof. Dr. Enderlein hat ein Therapiesystem mit den Grundpilzen Mucor racemosus und Aspergillus niger entwickelt. Diese Pilze sind in jeder Zelle des Menschen und des Warmblütlers, der zugleich ein Säugetier ist, vorhanden. Der Pilz Aspergillus niger hat in seiner Bakteriencyclogenie (Auf- und Abwärtsbewegung zwischen den Protit- und Chondrit-Phasen bis zu den Bakterien- und Pilzphasen) als oberste bakterielle Erscheinungsphase die Krankheit Tuberkulose. Daher werden alle Krankheiten, die dem tuberkulinischen Einflussbereich zugehören, auch „aspergillisch“ oder „tuberkulinisch“ oder „chronisch“ genannt. Denn die Chronizität ist überdies auch dem Einflussbereich des Pilzes Aspergillus niger zugehörig. Bei dieser Art der Medizin stellt sich heraus, dass die Chronizität dem Aspergillus unterworfen ist.

6) Die Tuberkulinität, tuberkulinischer (aspergillischer) Verlauf

Der Ausdruck tuberkulinisch ist vielen Menschen, auch den Therapeuten fremd. Sie fragen sich: Ist das tuberkulös oder was soll das Wort tuberkulinisch heißen? Tuberkulinisch ist ein Terminus der neueren Zeit und drückt das aus, was vor 50 Jahren mit dem Ausdruck para-tuberkulös bezeichnet wurde. All diese Ausdrücke haben nichts mit der Tuberkulose zu tun, aber sie erinnern durch ihren Krankheitsverlauf (mal schlechter, mal besser) an die TBC. Alle chronischen Krankheiten können auch tuberkulinisch (oder aspergillisch) genannt werden. Sie sind nicht infektiös. Das sind gebräuchliche Fachausdrücke in der Naturheilkunde. Die Erkrankungen sind nicht ansteckend und daher nicht tuberkulös (=ansteckend). Die Bezeichnung „tuberkulinisch“ kommt aus der früheren Bezeichnung: para-tuberkulös. Es gibt auch tuberkulinische Stoffe. Das sind die Stoffe, die teils in metabolischer Natur kurz aufscheinen, teils als Wirkstoffe auftreten und die man teils zur Gestaltung von Essen (Zitronensaft bzw. Zitronensäure) oder als Enzyme für medizinische Heilstoffe braucht. Die Vielfalt unter den tuberkulinischen Stoffen ist sehr mannigfaltig. Um das für den weniger Eingeweihten ein wenig drastischer darzustellen: Es sind auch Stoffe dabei, die wir alltäglich benützen. Zum Beispiel der Perubalsam, der für Kaugummi und andere Heilmittel einen wichtigen Grundstoff darstellt. Dieses Faktum bedeutet ebenfalls Folgendes: Wenn diese Mittel Ursachen sind für eine Erkrankung, so erzeugen sie immer einen Verlauf, wie ihn die TBC zeigt. Er ist im Verlauf ähnlich der Tuberkulose, nicht ansteckend. Nochmals: Die tuberkulinischen Stoffe nennt man auch paratuberkulöse Stoffe, sie erregen tuberkulinische Krankheiten = sie erzeugen chronische Krankheiten. Noch eigenwilliger ausgedrückt: Aspergillisch= chronisch heißt eine Krankheit, wenn sie im Bereich des Pilzes Aspergillus niger liegt. Damit ist sie automatisch schon chronisch. Die Krankheit verläuft ebenfalls ähnlich einer Tuberkulose, ist aber nicht ansteckend. All diese Krankheiten gehören den maskierten Organen an.

Die Krankheit **Aids** ist ein Paradigma ähnlich wie bei Dr. Spenglers Erkenntnis über die Lues. Es ist eine Viruserkrankung, bei der der Darmtrakt ebenfalls zuerst in Mitleidenschaft gezogen wird. Nur befallen die viralen Erreger vor allem und sehr schnell die Abwehrzellen selbst, besetzen sie und beherrschen dann das gesamte Abwehrverhalten. Ein Großteil der Abwehr liegt im Darmraum, und daher passt auch diese schwere chronische Krankheit ins Bild. Eines ist klar. Sobald die viralen Teile im Innersten der Abwehrzellen sitzen, ist die Erkrankung nicht mehr heilbar. Die modernen Medikamente zerstören angeblich die virale Last. Die Meinung des Autors ist: Die virale Last wird submukös oder außerhalb der Gefäße verdrängt, um bei Nachlassen des medikamentösen Druckes wieder da zu sein.

Noch einmal betont: Der tuberkulinische Verlauf ist ähnlich dem Verlauf der Tuberkulose, allerdings ohne ihre Infektiosität. Das heißt, von einer chronischen Krankheit kann man sich nicht anstecken. Allerdings kann man zwischen dem chronischen Verlauf einer Krankheit und dem Verlauf der Tuberkulose Ähnlichkeiten erkennen. Diese Krankheit ist gekennzeichnet durch ein Auf und Ab im Auftreten der Symptome. Gemeint ist damit ein Abwechseln von Krankheitsphasen und gesunden Tagen. Manches Mal geht es besser, der Patient fühlt sich wohl und meint, die Krankheit ist überwunden. Das nächste Mal liegt der Kranke zu Bett oder hat Fieber, Husten oder sonstige Beschwerden. Die Dauer der gesunden Tage und der kranken Tage ist verschieden lang. Sie reicht von ein paar Tagen bis zu einem wochenlangen Intervall in jeder Hinsicht. Man kann ohneweiters die chronische Krankheit auch eine tuberkulinische Krankheit nennen, denn es sind ausnahmslos die Erkrankungen von tuberkulinischen Organsystemen. Die Systeme werden später mit ihren Krankheiten besprochen.

Eine Unzahl von Kranken klagt über chronische Beschwerden oder chronische Krankheiten. Mal fühlen sie sich gesund, mal wieder sehr schlecht. Die meisten Menschen glauben dabei, dass eben die Chronizität eine Eigenschaft der einzelnen Krankheiten ist. Als praktizierender Arzt findet man diesen Zustand viel zu oft, behandelt ihn, aber die wahre Ursache erkennen oder erfragen Arzt und Patient nicht. Die Therapieversager sind für die Patienten sowie für die Ärzte unangenehm, aber unausbleiblich. Keiner hat Schuld. Die Therapeuten suchen für ihr Versagen meistens viele mögliche oder unmögliche Ursachen. Meistens versuchen sie diese in der fehlenden Ansprechbarkeit des biologischen Systems auf die verabreichten Medikamente zu erklären oder resignieren bei einer bestimmten Therapie, die sich für sie als derzeit nicht praktikabel darstellt. Man denkt nicht an die Möglichkeit, dass der ärztlichen Therapiefähigkeit aus verschiedenen Gründen biologische Grenzen gesetzt sind und dass die Chronizität eine selbständige Krankheit ist. Meistens heißt es „Mit dieser Krankheit müssen sie leben", nur keiner denkt einmal nach, ob nicht das wichtigste Organ im Körper, der Dünndarm den Menschen ärgert. Nicht selten fehlen auch das Gespür und das Wissen, wie man der speziellen Krankheit begegnen könnte oder kann. Daher ist es wichtig, sich klar zu machen: **Die Chronizität ist eine selbständige Krankheit**.

Für Ärzte und Patienten ist das oft schwer nachvollziehbar. Es ist aber so. Ohne auf eine Vollständigkeit pochen zu wollen, sind beim Therapieren folgende Punkte zu beachten:

1) Die Kompensationsfähigkeit eines gesetzten Reizes und die damit verbundene Reaktionsbreite sind je nach Krankheitsbild, Alter, seelischer Grundlage und je nach Stärke des Therapeutikums verschieden.

2) Dieser Umstand hängt vor allem davon ab, ob der Therapeut die Maskierung des erkrankten Organs erkennt (und/oder anerkennen will).

3) Die Noxenausfuhr ist bei schon chronisch vorgeschädigtem Zelle-Milieu-System (Matrix) des Intestinums deutlich eingeschränkt. Das ist wichtig, da dieser Umstand bei etwa 80% der Bevölkerung mehr oder weniger vorhanden ist.

4) Die Balancestörungen im somato-psychischen und psychosomatischen Bereich können den Heilungsverlauf deutlich abändern. Das ist umso mehr möglich, da auch das Hirn und das Nervensystem chronisch erkranken können.

Der Autor möchte einen Punkt besonders hervorheben. Dieser Punkt ist nicht Überheblichkeit, aber er soll als Warnung vor dem Misserfolg dienen. Viele Therapeuten glauben, es ist leicht, mit besonders wirksamen Medikamenten ein chronisches Leiden in eine akute Krankheit zu verwandeln. Dasselbe gilt für besondere (nicht überschaubare) Behandlungs-Methoden, z.B. frühere Aidstherapien unter amerikanischen Therapeuten. Hinauszögern kann man diese Krankheiten vielleicht? Das glaubt vor allem und im Allgemeinen der allopathische Arzt. Das Kortison und viele andere Medikamente sind meistens die Allheilmittel, denen man so eine Hilfe zutraut. Doch wie lange wirken sie und wohin treiben sie das Toxin oder die viralen Substanzen? Der Naturheilarzt ist durch seine spezielle Vorbildung in dieser Hinsicht offener, vielleicht vorsichtiger.

Selten wird nach der Ursache gefragt und sehr oft wird eine Beschwerde als Ursache angenommen. Dabei fragt man nicht, ob sie wirklich die Ursache sein könnte oder nicht. Vielmehr glaubt man an das Wundermittel Kortison oder verordnet vorbeugend Schmerzmittel oder Beruhigungsmittel. Natürlich will der Patient Schmerz- bzw. Beschwerdenfreiheit, ich auch als Leidender. Nur nebenbei nach der Ursache forschen! Man nützt Antirheumatika, ohne dass man die Diagnose und schon gar nicht die Ursache des rheumatischen oder schmerzenden Leidens weiß. Hauptsache, der Schmerz ist weg. Man erlebt in der Therapie Diskrepanzen zwischen dem erwarteten Erfolg und dem Tatbestand, nur Schuld ist immer die Krankheit. Viele wissen nicht einmal, wie unsinnig Diagnosen entstehen. Wer weiß schon, dass die meisten Diagnosen der Medizin auf Beschwerden und nicht auf Ursachen aufgebaut sind? Trotzdem ist der Glaube groß, diesen Zustand möglichst schnell ändern zu können oder ihn wenigstens mehr oder minder erträglich zu machen. Es bedurfte in meinem Fall als Arzt einige Jahre, um zu erkennen, dass man eine Beschwerde nicht mit einer Diagnose gleichsetzen kann und umgekehrt. Man muss immer die Ursache suchen. In dieser Hinsicht möchte ich, nein muss ich, vor allem meinen Protagonisten Dr. Peter Dosch, Dr. Bischko, Dr. Oskar Kranebitter und Dr. Reinhard Voll für ihre selbstverständliche Weitergabe ihres umfassenden Wissens danken.

II Was ist Chronizität wirklich?

Bei dem Wort Chronizität scheiden sich die Geister. Die besonders Klugen denken, das ist eine besondere Art einer Erkrankung und die könnte man ja wie eine akute Form heilen. Andere wieder denken, das ist Schicksal und man kann nicht sehr viel ändern. Die größte Gruppe der Therapeuten denkt nicht über die Ursachen oder die Gründe der Chronizität der Krankheit nach und behandelt einfach mit bewährten Mitteln, um die Schmerzen oder Bewegungseinschränkungen zu mindern. Mehr wollen die meisten Patienten nicht. Natürlich ist damit der Patient zum Teil befriedigt und der Therapeut beruhigt, nur die Frage ist: Wie lange dauert der Zustand der Ruhe vor dem Leiden? Das kann ein paar Stunden oder ein paar Tage dauern, aber einmal kommt der Tag wieder und da sollte der Therapeut (aber auch der Patient) zu denken anfangen: woher kommt der Schmerz oder wer ist der Verursacher?

Kein Mensch denkt an eine Maskierung einer Krankheit oder sucht eine nicht alltägliche Ursache des gerade zu behandelnden Leidens. Die wenigsten Ärzte fragen den Patienten (bildlich gesehen) weiter als bis gestern oder vorgestern. Ein gutes Beispiel ist die Rachenentzündung, die zwar als akut geschildert wird, aber vielleicht schon lange Jahre immer wieder kommt. Wenn eine Rachenentzündung immer wieder kommt, dann kann man die aktuelle Verkühlung (kalte Füße, kalter Wind um den Hals, kaltes Trinken, falsche Kleidung) nicht als neue akute Infektion betrachten, sondern muss das dafür verantwortliche Störfeld oder besser den richtigen Grund dafür suchen. Meist ist „lediglich" eine Maskierung die Ursache der chronischen Krankheit. Daher sind viele Antibiotika-Gaben gegen die Angina überflüssig. Dieses Minus in der Abwehr kann viele Ursachen haben und muss nicht im Hals oder Rachen liegen. Das ist eine eigenständige Krankheit, die als Maskierung für eine vielleicht in einem anderen Bezirk liegende Ursache auftritt. Natürlich ist dann die vermutete Verkühlung nicht der wahre Grund für die Rachenentzündung, sondern man muss eine Ursache für das Organ suchen, das die Maskierung verursacht. Die Ursache der Chronizität ist etwas komplexer, und der einzelne Therapeut sollte noch viel dazu lernen. Das kann man an dem riesigen Gebiet der Dünndarmschleimhaut-Atrophie sehen und kennen lernen.

Umgang mit dem Wort Chronizität: Grob umrissen ist die Chronizität eine Krankheit, die sich besonders durch eine Entzündung oder durch Rötung und Schwellung des einzelnen Organs auszeichnet und nicht selten von mehr oder minder langen Schmerzattacken, Funktions- bzw. Bewegungseinschränkungen oder Unlustgefühlen begleitet ist. Meistens spielen noch das Unterbewusstsein und/oder das vegetative Nervensystem mit. Ebenso kann man Krankheiten oder Störungen bemerken, die Schmerzen auf Druck oder auf eine Palpation melden, aber man findet keine Ursache. Niesanfälle (10-20mal rasch hintereinander Niesen) unbekannter Genese treten auf, und keiner fragt weshalb das so ist. Verstopfte Nasen den ganzen Tag hindurch werden ohne Ursachenangabe hingenommen. Wenn das nicht erduldet wird, sucht man mit umständlichen Operationen oder Kortisonmitteln dem Nasenfluss ein Ende zu setzen. Ja, es gibt heute schon Operationsmethoden, die für dieses oder jenes Gebiet alltäglich sind. Ob sie auf Dauer helfen, ist eine andere Seite des Buches. Aus Funktionsstörungen bzw. bestimmten variablen Bewegungen können Schmerzen entstehen, doch den verursachenden Grund sieht und kennt man aufs Erste und nach langem Eruieren nicht. Es gibt aber auch vermeintlich erbliche Krankheiten, die sich zwar durch veränderte Gefühlserscheinungen chronisch darstellen, die aber sich durch keine naheliegende Ursache erklären lassen. Daher ist das Wichtigste, bei der Behandlung zuerst die Ursache oder den Grund zu finden. Und interessanterweise bezeichnet man sogar Schmerzen in einem Gelenk, die nicht im Gelenk mit einer sicheren Entzündung manifestiert sind, als gelenksabhängig. Ein typisches Beispiel ist der Tennisarm. Er ist eine Störung mit Schmerzen im Ellenbogengelenk, aber besser ausgedrückt eine Störung des Dick- oder Dünndarms. Meistens liegt ein wurzelbehandelter Zahn auf dem Magenmeridian und der kann so mit dem Meridian des Dickdarmes sich kreuzen und die chaotische Energie in das durch das verstärkte Tennisspielen überlastete Gelenk senden. In wenigen Prozent mag es stimmen, dass das Tennisspielen das Gelenk überanstrengt, aber das ist sicher nicht in allen „Tennisarmen“ die Ursache. Nur wenige kennen die Meridianlehre. Das ist die Lehre über den Verlauf der Meridiane im Körper und durch die Zähne. Am besten sind noch immer die Bücher von Dr. Johannes Bischko (Haug Verlag), da sie unkompliziert und auf einfache Art das Akupunkturwissen beibringen.

An folgendem Beispiel kann man das Dilemma der modernen Therapeuten erkennen. Vor zwei Jahrzehnten besuchte mich eine etwa 20-jährige Frau mit einem starken und akut aufgetretenen Schiefhals spät abends in meiner Ordination. Sie war im Laufe des Vormittags bei einem HNO-Arzt und einem Neurologen, wobei jeder ihr versprach, durch seine Medikation werde sich das Leiden binnen zwei bis drei Stunden bessern. Es waren Injektionen mit Antibiotika. Nachdem sich das nach 19 Uhr über sieben bis zehn Stunden nicht besserte und sie weiterhin starke Schmerzen und eine deutliche Bewegungseinengung empfand, wandte sie sich an mich. Da es schon sehr spät abends war, fragte ich weder nach ihrem Namen noch nach ihrer Tätigkeit, sondern lediglich, wie lange der Zustand bestand. Sie meinte seit heute früh morgens hätte sie das Leiden. Nach einer kurzen Untersuchung der thorakalen Rückenmuskulatur und Palpierens des Verlaufs des Lymph-Meridians kam ich zu dem Ergebnis, dass ein Leiden im Beckenbereich vorliegen muss (Messpunkt 14[1] Lymphmeridian: Entlymphung des urogenitalen Raumes), das diesen Schiefhals zur Folge hat. Das sagte ich der Patientin und sie erschrak sehr. Sie meinte, ihre Ärztin hätte bei mir angerufen. Das konnte ich verneinen und machte eine neuraltherapeutische Injektion an das Ganglion Frankenhäuser (Plexus uterovaginalis) beiderseits. Auf der schmerzenden Schiefhalsseite war der Spritzeninhalt noch nicht voll an das Ganglion injiziert, da wendete sie bereits den Kopf ohne Schmerzen. Sowohl das Kopfheben als auch das Kopfsenken waren wieder schmerzlos möglich. Daraufhin erzählte sie von einer Interruption vor zwei Tagen.

Wichtig ist, dass weder der HNO-Arzt noch der Neurologe und schon gar nicht die Patientin den Schiefhals als maskiertes Leiden der Gebärmutter erkannten. Die Maskierung eines Organleidens kann demgemäß eine neue Krankheit werden, wobei viele Therapeuten gar nicht an eine solche Möglichkeit denken.

In der Behandlung der Chronizität muss man nach Meinung des Autors sehr gut die Punkte der Akupunktur, die Punkte der Elektro-Akupunktur[1] mit den vielen Funktionsmeridianen, die von Dr. Voll gefunden wurden und die Punkte der Neuraltherapie kennen. Es ist nicht Pflicht, diese Therapiearten in praxi auszu-

---

1 Werthmann Konrad: Praxisnahe Einführung in die Elektro-Akupunktur nach Voll (Selbstverlag)

führen, aber die Punkte kennen muss man, denn sie alleine können einem die Wege zur Auffindung des wahren kranken Organs zeigen. Das Erlernen dieser Therapiearten ist nicht schwer und kann einem immer wieder beim Suchen nach dem richtigen Organ helfen.

III Wie stellt sich die Chronizität dar?

A) Durch die Selye-Anpassungskurve
B) Durch die Homotoxologie
C) Durch die Elektroakupunktur (Voll)
D) Durch die Neuraltherapie
E) Durch die Dunkelfeldmikroskopie

A) Das Selye-Anpassungsgesetz

Die Frage in der Überschrift ist ganz bewußt gestellt. Je nach den verschiedenen Therapien kann man Hinweise auf eine selbständige Krankheit bekommen, aber direkt gezielte Hinweise auf die Chronizität haben nur ganz wenige.

Das Selye-Anpassungsgesetz ist im täglichen Leben enorm wichtig, und doch lernen die Wenigsten etwas davon. Es reguliert die einzelnen Organreaktionen und -funktionen, und solange sie sich daran halten können oder dürfen, gibt es keine Überforderung. Das Selye-Gesetz ist deshalb so wichtig, da es gleichzeitig den medizinisch Tätigen die Grenzen zeigt. Über das Gesetz sieht man, welches Organ die anderen (Schwach-)Organe dirigieren kann.

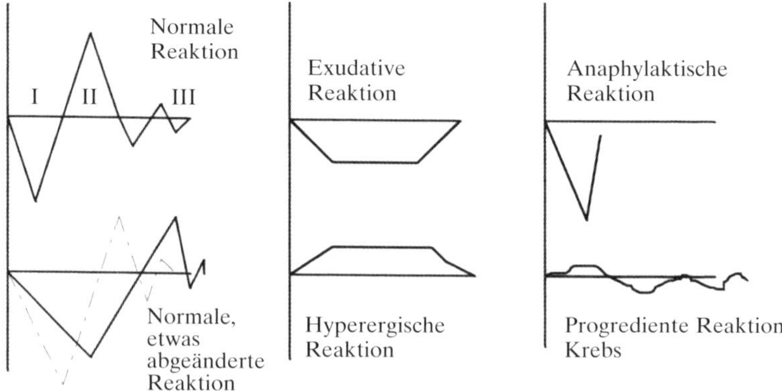

Abb. 3: SELYE-Kurven (gezeichnet von Perger)[2]

2 Dosch J.P.: Neuraltherapie nach Huneke, Freudenstädter Vorträge 1983/84 9. Band Haug Verlag

Wichtig ist:
1) die andauernde Reizquelle für die Chronizität bzw. das die Chronizität verursachende Organ zu finden (geht besonders leicht über die Elektroakupunktur) und
2) die bestehende Krankheit als Maskierung dieses Organs zu erkennen.

Pathophysiologische Vorgänge

Die Physiologie bzw. Pathophysiologie muss man kennen, bevor man die Chronizität als selbständige Krankheit erkennen und behandeln kann. Die Chronizität pathophysiologisch zu erklären, stellt sich sehr einfach dar. In der Physiologie gilt ein allgemeines Anpassungsgesetz, das der Arzt Dr. SELYE[2] (1907-1982) als erster beschrieb und das Dr. med. Perger (allgemeiner und rheumatologisch ausgerichteter Arzt) über entsprechende Zeichnungen (siehe Abb. 3) verständlich darstellte.

Die erste Kurve im oberen linken Teil der Abbildung stellt den normalen Ablauf einer jeden Reaktion eines körperlichen Organs auf einen (jedweden) Reiz dar. Die Zacken der Kurve werden benannt:

Schockphase, Antischockphase und Ruhepause (Latenzphase).

Schauen wir uns einmal die Abbildung 1 an. Zuerst kommt der linke Teil oben und unten zur Sprache. Man sieht generell eine dreiphasige Kurve, die in der oberen Kurve sehr exakt ausgeführt ist und in der unteren Kurve die Zacken mehr in der Tiefe oder in der Länge ausgeweitet sind. Das ist zwar nicht regelrecht, aber solange das Kurvenbild dreiphasig ist, ist das in dem Organ weitestgehend in Ordnung. Natürlich kann ein Teil der Schockphase oder Antischockphase länger oder tiefer bzw. höher sein. Das ist ein Zeichen, dass zwar die Abwehr noch etwas leisten kann, aber deutliche Schwächen zeigt. Sie benötigt mehr Zeit zum Ausführen der Selye-Kurve.

---

2 Dosch J.P.: Neuraltherapie nach Huneke, Freudenstädter Vorträge 1983/84 9. Band Haug Verlag

Schockphase: Jeder auf den Körper treffende Reiz bewirkt die Negativzacke, gleichgültig ob der Reiz von warmem oder kaltem Wasser oder aus einem Stromreiz besteht. Natürlich kann das auch ein anderer, vielleicht chemischer oder metabolischer Reiz sein. Vorsicht: Auch behandelte Zähne können einen Dauerreiz darstellen. Zuerst fällt das Organ immer in eine Schockphase, die verschieden tief oder verschieden lang verlaufen kann (siehe ersten Kurvenverlauf links im Bild der unteren Reihe). Solange alle drei Phasen erkennbar sind, ist das generell das Kurvenbild eines akuten Geschehens. Es ist dabei egal, ob die Schockphase besonders lang dauert oder besonders stark (tiefe Kurve) ausfällt. Dasselbe gilt auch für die nächsten zwei Phasen. Wichtig ist eine Tatsache: Der Übergang von Schockphase in Antischockphase gelingt nur, wenn die dreifach-konjugierten ungesättigten Fettsäuren[3] vorhanden sind. Diese ungesättigten Fettsäuren werden nicht vom Körper gebildet, sondern stammen vom Bakterium E. Coli. Ist dieses Bakterium Coli durch eine Störung der Darmschleimhaut (Atrophie) oder des Bakterienbelages (Dysbiose oder Dysbakterie, Overgrowth) mehr oder weniger abhanden gekommen, dann ist die Umwandlung der Phase teilweise oder total unmöglich. Sie kann auch extrem lange warten müssen, bis der Körper das ausführen kann. Auch an diese Möglichkeit sollte man bei den chronischen Krankheiten denken.

Antischockphase: Die Länge der Schockphase drückt aus, wie lange das Organ braucht, um den Schock zu überwinden. Der Übergang von Schock- zur Antischockphase kann sehr langsam ausfallen. Die Antischockphase kann wiederum verschieden hoch oder lang ausfallen. Die Länge oder die Höhe des Kurvenabschnittes hängt von zwei Faktoren ab:

1) der Erholungsfähigkeit des Organs und
2) dem Vorhandensein des richtigen Bakterienbelages im Dünndarm.

Ruhepause (Latenzphase): Die Ruhepause benötigt das Organ, um wieder neue Kräfte zu sammeln. In dieser Zeit kann kein wie immer gearteter Reiz das Organ erreichen. Die Latenzphase ver-

3 Pschyrembel: Ungesättigte Fettsäuren werden nicht vom Körper gebildet

läuft in Wellen und sichert somit die Arbeitskraft des Organs und damit auch die Reaktionsfähigkeit des Organismus. Damit wird auch eine sichere Wiederholung mit derselben bzw. entsprechenden Reiz-Belastung des individuellen Organs möglich.

Zeitdauer: Generell ist zu sagen, dass die gesamte gesunde Selye-Kurve eine Dauer von Teilen einer Zehntelsekunde bis möglicherweise Sekunden benötigt. Man kann sich aber auch vorstellen, dass die Chemotherapie, die Einwirkung von Strahlen oder einer Strahlentherapie bei der Selye-Kurve eine Ausdehnung auf Tage bis Wochen bewirken kann. Am Ärgsten (Längsten) stellt man sich den Zeitfaktor bei einer radioaktiven Strahleneinwirkung vor. In diesem Fall ist der entscheidende Faktor im Zellinneren im Krebszyklus gelegen. Unter diesen Bedingungen kann es vorkommen, dass die Kurvenbilder entsprechend dem rechten Bild der unteren Reihe ausfallen. Das sind dann Faktoren, die an die Grenzen der Lebensfähigkeit des Organs oder des gesamten Körpers gehen. Die letzten dargestellten Beispiele enden aber meistens als einphasige Kurven. Vorsicht: Bei Chemotherapien muss man sich in einem Tropfen vitalen Blutes unter dem Dunkelfeldmikroskop die Erythrozyten und Leukozyten und ihre Reaktionen anschauen, da in diesen Zellen sichtbar der Ort der Selye-Reaktion beherbergt ist. Die Erythrozyten zeigen durchwegs eine hohe Entwicklungsphase des Endobionten (Endobiose – wird später erklärt).

Die Selye-Kurve ist immer der Maßstab, ob ein Leiden akut oder chronisch verläuft. Daher kann man sagen:

Ein **akuter bzw. gesunder Reizablauf** ist immer **DREI-phasig.**

Im Gegensatz dazu ist ein **chronischer Krankheitsverlauf** immer **EIN-phasig**.

Sobald ein Organ von einem chronischen Krankheitsverlauf betroffen ist, ändert sich sein Reaktionsverhalten gewaltig. Natürlich kann man ohneweiters behaupten, dass die Phasenänderung den chronischen Verlauf ermöglicht oder vielleicht sogar initiiert. Aber dem Autor ist es klar, dass die Anpassungskurve immer die Folge der klinischen Störung ist.

Auf jeden Fall wird die Kurve *einphasig* (siehe mittleren Teil der Abbildung):

Die Kurve enthält nur mehr entweder die Schockphase (obere mittlere Kurve) oder die Antischockphase (untere mittlere Kurve). Weder der anders gerichtete Kurventeil noch die Ruhephase sind ausgebildet. Man muss sich klar sein, dass eine Vielzahl von Menschen stille (unscheinbare) Darmstörungen durchleben, ohne dass sie davon Kenntnis haben. Diese Darmstörungen drükken sich am schnellsten darin aus, dass die Bakterienflora des Dünndarmes leidet und das Bakterium Coli entweder deutlich vermindert ist oder durch Coli-Subtypen ersetzt wird. Diese Ersatzkeimart übernimmt nicht die Bildung der dreifach-konjugierten ungesättigten Fettsäuren. Das kann schon die alleinige Ursache für eine gestörte einphasige Kurve sein.

Der Kurvenverlauf bei chronischen Erkrankungen ist im mittleren Abschnitt der Abbildung 3 (Selye Kurven) gezeichnet.

Eine chronische Krankheit besitzt entweder den Schockteil oder den Antischockteil, die anderen Phasen treten nicht mehr auf, da das Organ dazu nicht mehr die Fähigkeit bzw. die Energie besitzt oder gelähmt ist. Es gibt Unterschiede, von welcher Phase die einphasige Kurve geprägt wird. Bildet sich als Selye-Kurvenbild nur die Schockphase, so ist das klinische Bild anders als beim Auftreten der Antischockphase. Es zeigt sich, dass sich die Reaktionsphasen bei chronischen Krankheiten genau danach unterscheiden, an welchem Leiden der Patient laboriert.

Die Schockphase besteht vorwiegend aus einer exsudativen Inflammation, wobei immer eine *lokale Durchblutungsstörung* im Spiel ist. Sie stellt meistens eine Rötung mit einer Hyperämie des das Organ umgebenden Gewebes dar.

Die Antischockphase tritt meistens bei der hyperplastischen Inflammation auf. Dieser Ablauf kann zeitweilig klinisch unterbrochen sein (sogenannte Reparationsabschnitte), wie das zum Beispiel bei rheumatischen Entzündungen zu sehen ist.

Der einphasige Verlauf bedeutet für das Organ, dass es keine Zeit gibt, sich vor dem nächsten Reiz zu schützen. Das Organ steht im schlimmsten Fall immer unter einem Reiz, dem es nichts entgegenzusetzen hat. Der einphasige Verlauf erlaubt keine Ruhepause, womit Überanstrengung oder Ermüdung die Folgen sind. Daraus resultieren Schmerzen und die mit beteiligten Funktionsstörungen.

Das klinische Bild hängt von der Verlaufskurve ab. Dieser einphasige Verlauf kann lange Zeit, vielleicht sogar ein Leben lang bestehen und verläuft meistens in Wellen. Die Wellen stellen sich so dar, dass es Zeiten gibt, in denen die chronische Krankheit weniger schmerzvoll verläuft oder den entsprechenden Körperteil in seiner Funktion weniger akut beeinträchtigt, und diese Zeiträume wechseln sich ab mit Zeiten, in denen die Beschwerden besonders arg sind. Meistens sind keine äußeren Anlässe verantwortlich für die Änderung des Zustandsbildes. Es kann natürlich auch sein, dass der Patient Phasen durchlebt, in denen er das benachteiligte Organ mäßiger braucht und es so wieder Kräfte bekommt.

Ein chronischer Verlauf ist immer einphasig

Die Selye-Kurve ist nicht nur ein Beweis, sondern auch eine Darstellung der Vorgänge. Bei den zwei folgenden Therapien kann man aus den Ergebnissen und Aussagen schließen, dass die Begründer schon eine chronische Krankheit erahnt haben.

B) Homotoxikologie

Beachte den Biologischen Schnitt

Ein häufiger Satz aus dem Munde von Dr. med H. H. Reckeweg war „Krankheit ist Abwehr von Giften". Damit hatte und hat er Recht.

Die Erklärung, wie chronische Krankheiten entstehen, war schon immer im Interesse der Mediziner. Einer ist der sehr bekannte

Dr. Hans Heinrich Reckeweg. Er war der erste Arzt, der annähernd auf die Chronizität und Maskierung eingegangen ist, wenn auch mit anderen Worten. Natürlich sind die Begriffe nicht so genau definiert, aber er unterscheidet ganz deutlich, bis wohin die akute Krankheit geht und ab wann die chronische beginnt. Er verwendet als latinophiler Mensch andere Bezeichnungen der Phasen als die herkömmlichen Namen. Er nennt seine Lehre: Homotoxinlehre (Menschen-Giftlehre), und der Grundsatz dahinter ist: „Die Krankheit ist eine Abwehr von Giften". Wobei die Giftausfuhr ein großer Teil seines Bemühens war. Sobald die Ablagerungsphasen überfordert sind und/oder zusätzliche andauernde negative Reize hinzukommen, geht die Krankheit in die Degenerationsphasen „und diese können dann nicht mehr zum Ursprung zurückgeführt werden" (Reckeweg). Er führt den Wiener Zoologen v. Bertalanffy an, der mit dem Satz: „Der Körper befindet sich im Fließgleichgewicht" Aufsehen erregte. Solange dem Körper nur Stoffe einfließen, die dem Fließgleichgewicht angenehm sind, besteht weiterhin Gleichgewicht (Gesundheit), und der Körper arbeitet ohne Störung. Geraten aber Stoffe in den Körper hinein, die für das Fließgleichgewicht unangenehm sind, so treten Störungen auf. Diese Menschengifte nennt Dr. Reckeweg Homotoxine. Homotoxische Stoffe lösen im menschlichen Fließsystem Abwehrmaßnahmen aus, die dem Zweck dienen, das Gleichgewicht, die Gesundheit, wieder herzustellen und die Gifte (Homotoxine) in der „Abstellkammer" = Matrix zu verstecken. Dieses Unternehmen geht beim Organismus nur kurze Zeit, er verändert sofort das Reaktionsverhalten. Nach Aussage von Dr. Reckeweg muss der Körper sofort Abwehrmaßnahmen initiieren, und das sind die Krankheiten. Dass der Körper schon vorher die Reaktionskurve verändert hat, ist ihm möglicherweise nicht aufgefallen, oder er nennt die Änderung der Reaktionskurve die Krankheit. Sie dient lediglich zur Vernichtung und Ausfuhr der Homotoxine. Hier ist sicher eine Unklarheit entstanden, denn zu H.H. Reckewegs Zeiten konnte man den Dünndarm noch nicht endoskopieren. Nach seiner Meinung sind Vernichtung und Ausfuhr zweckmäßige Vorgänge, die dazu dienen, Gifte unschädlich zu machen und sie auszuscheiden. Deshalb soll man nach Reckeweg keine Krankheit hemmen oder unterdrücken (Fieberzäpfchen), sondern sie muss in ihrer biologischen, naturgerechten Aufgabe unterstützt werden. Daher sollte Fieber nie unterdrückt werden, weil es einen wichtigen Stellenwert im Entgiftungsprozess einnimmt. Dieser Ratschlag war und ist phänomenal, denn Fieberzäpfchen können eine akute Entzündung in eine chronische (Rückvergiftung) verwandeln.

Dr. H. H. Reckeweg hat die Komplexhomöopathie zur Heilung der Krankheiten entwickelt. Damit heilt er nicht ein Symptom über ein einzelnes Homöopathikum, das sogenannte Schlüsselhomöopathikum in einer bestimmten Potenz. Komplexhomöopathika sind eine Mixtur aus verschiedenen Homöopathika in den verschiedenen Potenzen und heilen zugleich mehrere Symptome einer oder mehrerer Krankheiten. In seiner Krankheitsauffassung begibt Reckeweg sich auf einen besonderen (anderen) Weg, indem er die Maskierung mittels des Befalles von verschiedenen Organen beschreibt. Er teilt die Krankheitsbildung und den chronischen Verlauf in sechs Stufen. Zugleich teilt er die sechs Phasen in zwei große Gebiete: „Vor und Nach dem Biologischen Schnitt" ein. Der Biologische Schnitt zeigt die Trennung von den ersten drei Phasen (humorale Phasen) und den zweiten drei Phasen (zelluläre Phasen) an.

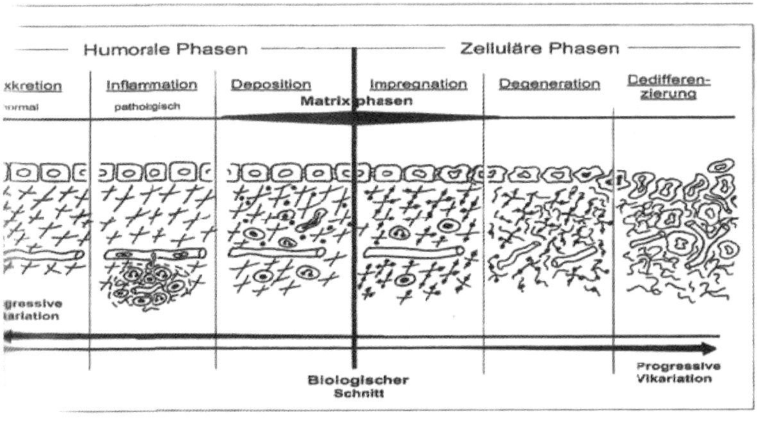

Abb. 4: Das 6 Phasenmodell nach den Erkenntnissen von Prof. Heine[4]: Zwischen Deposition und Imprägnation bestehen große Unterschiede in den Teilen, die in der Matrix gebunden werden.

4 Hartmut Heine: Lehrbuch der biologischen Medizin, Hippokrates Verlag ISBN 3-7773-1230-4

Die Phasen **vor dem Biologischen Schnitt** (links des Biologischen Schnittes) sind eingeteilt in die:

1) Exkretionsphase: Toxische Stoffe werden rasch entgiftet und verlassen den Körper ziemlich eilig (innert kurze Zeit) über die natürlichen Ausscheidungswege Niere, Darm, Lunge, Haut, Schleimhäute.

2) Reaktionsphase: Die Reaktionsphase ist eine zweite Form als Antwort auf kräftigere Giftwirkungen. Es kommt zu Entzündungen, und die auf solche Weise ausgeschiedenen Homotoxine lassen sich im Eiter, im Schleimsekret und in den Hautschuppen nachweisen. Man sollte nicht vergessen, vorher hatten die Homotoxine Entzündungen im Körpergewebe verursacht, und bei der Exkretion (meistens über die Haut) können sie nochmals Reaktionen hervorrufen. Bitte nicht unterdrücken, sonst werden die Homotoxine in den Körper zurück gedrängt und müssen sich einen neuen Weg der Ausscheidung (meistens Darm) suchen. So entstehen ebenfalls chronische Krankheiten, denn die so zurückgedrängten Homotoxine können an der Darmschleimhaut Entzündungen (Irritationen) erregen. Besonders das Histamin tritt in dieser Phase auf.

Wichtig zu sagen ist, sobald eine Erkrankung bis zur Reaktionsphase rückgeführt werden kann, tritt wieder Ausgleich im Fließgleichgewicht (Dr. Reckeweg) = Gesundheit ein. Die Reaktionsphase ist gemeinhin eine Ausscheidung der vorher bestandenen Depositionsphase oder einer zufällig erhaltenen Akuterkrankung. Man muss allerdings den Ausscheidungsweg erkennen, wie Ekzem, Husten, Rhinitis oder Angina. Die Reaktionsphase ist gemeinhin eine Ausscheidung der vorher bestandenen Depositionsphase oder einer zufällig erhaltenen Akuterkrankung.

3) Depositionsphase (Ablagerungsphase): Wichtig: Bitte schauen Sie sich die Abbildung 4 (Seite 31) an: Es sind Unterschiede zwischen der Depositionsphase und der Imprägnationsphase zu erkennen. Die Depositionsphase ist links vom Biologischen Schnitt und die Imprägnationsphase rechts davon. Sobald das Toxin

sich in der letzteren befindet, kann es nicht mehr regressiv zur Reaktionsphase geführt werden. Daher ist es ein chronisches Problem geworden. Man muss unbedingt versuchen, das Weiterschreiten des Toxins in die Degenerationsphase aufzuhalten.

In der Depositionsphase werden die Toxine in der Matrix abgebunden und sind somit zeitlich (nicht für dauernd) unschädlich gemacht. Auch in kurzer Zeit kann der Organismus sekundäre Reaktionen initiieren: Die sekundären Reaktionen des Organismus sind Neubildungen und reihen sich gerne in chronische Erkrankungen wie Lipome, Myome, Fettsucht, aber auch in Arterienverkalkung sowie in Gallen- und Nierensteinen und Katarakten ein. Zugleich soll gesagt werden: Auch die Augenlinse ist Matrix. Die Deposition zeigt sich in der Trübung der Linse (Grauer Star). Katarakte sind chronische Erkrankungen. Bei Katarakt-Operationen ist die Therapie des behandelnden Arztes zu befolgen. Gleichzeitig empfiehlt der Autor die isopathische Behandlung.

Ein interessantes Beispiel soll erwähnt werden, wie nahe beieinander die Depositionsphase und Imprägnationsphase liegen:

Bei einer carcinomatösen Erkrankung (Krebs) des Muttermundes gibt es eine Phase, die heilbar ist. Die Toxine werden aus dem fließenden Blut mitgebracht, docken an der entzündeten Stelle an, und trotzdem kann der Therapeut sie noch von der Matrix lösen, aktivieren und zur Ausscheidung bringen. Das ist ein medizinisch selten nachweisbares Ereignis, aber es geht. Nur muss man die Meridianlehre der Elektroakupunktur nach Dr. Voll kennen. Denken Sie an den Papanicolaou-Abstrich., selbst Stadium 4 ist auf diese Weise (Isotherapie und Dr. Werthmann Diät) heilbar. Solche Präcancerosen bis hin zur frühzeitigen Erkennung der malignen Entartung kann man jederzeit durch die weiter hinten empfohlene Therapie mit kleinster lokaler Operation in den Normalzustand rückführen. Das ist dem Autor zur Freude der Frauen mehrfach gelungen. Gleiches ist von Dr. Voll in Seminaren der naturheilkundlichen Medizin öfters erwähnt worden.

Doch bitte: Gleichzeitig schauen Sie sich die verantwortlichen Zähne an. Nach der gültigen Meridianlehre gehören zum Blasenmeridian (dem der Muttermund zugeordnet ist) die Schneidezähne beider

Seiten im Ober- und Unterkiefer an. Für eine Mamma-Erkrankung ist vornehmlich der Zahn 6 im Ober- und Unterkiefer beider Seiten verantwortlich. Im Extremfall kann auch ein Zahn des Magenmeridians und des diesen kreuzenden Dickdarm-Meridians verantwortlich sein. Klar und deutlich ist das für Patienten ausgedrückt: das sind die Zähne 4-7 beider Seiten im Ober- und Unterkiefer. Denken Sie an Zahn 4 beider Seiten im Oberkiefer und Zahn 6 beider Seiten im Unterkiefer, die für Lunge und Dickdarm verantwortlich sind. Man muss ein Orthopan[5]-Röntgen der Zähne machen und nach einem Granulom, einer Wurzelbehandlung oder einem Stiftzahn schauen.

Doch Achtung: Ein akutes Ereignis oder eine virale Erkrankung für das einzelne Organ oder den Organismus kann die Ablagerung stören und das verbliebene Homotoxin wieder aktivieren.

Heilung ◄——————————————————► Siechtum

Gewebe	Humorale Phasen Krankheiten der Disposition			Zelluläre Phasen Krankheiten der Konstitution		
	Exkretions-phasen	Reaktions-phasen	Depositions-phasen	Imprägnations-phasen	Degenerations-phasen	Neoplasma-phasen
1. Ektodermale a) epidermale	Schweiß, Zerumen, Talg u. a.	Furunkel, Erythem, Dermatitis, Ekzem, Pyodermien u. a.	Atherome, Warzen, Keratosen, Clavi u. a.	Tätowierung, Pigmentierung u. a.	Dermatosen, Lupus vulgaris, Lepra u. a.	Ulcus rodens, Basaliom u. a.
b) orodermale	Speichel, Schnupfen u. a.	Stomatitis, Rhinitis, Soor u. a.	Nasenpolypen, ...ten u. a.	Leukoplakie u. a.	Ozaena, Rhinitis atrophicans u. a.	Ca. d. Nasen- u. Mundschleimhaut
c) neurodermale	Neurohormonale Zellabsonderung u. a.	Poliomyelitis im Fieber-Stadium, Herpes zoster u. a.	... Nourome, ...n u. a.	Migräne, Tics u. a., Virus-Infektion (Poliomyelitis)	Paresen, M. Skler., Opticusatrophie, Syringomyelie u. a.	Neurom. Gliosarkom u. a.
d) sympathikodermale	Neurohormonale Zellabsonderung u. a.	Neuralgien, Herpes zoster ...	...me,	Asthma, Ulcus ventr. et duodeni u. a.	Neurofibromatose u. a.	Gliosarkome u. a.
2. Entodermale a) mukodermale	Magen-Darm-Sekrete, CO_2, Sterkobilin u. a., Toxine mit Faeces	Pharyngitis, Laryngitis, Enteritis, Colitis u. a.	... Megaco...	Asthma, Heiserkeit, Ulc. ventr. et duod., ...zinoid-Syndr.u.a.	Tuberkulose der Lunge u. d. Darms u. a.	Ca. d. Larynx, Magens, Darms, Rektums u. a.
b) organodermale	Galle, Pankreassaft, Hormone d. Thyreoidea u. a.	Par... nie, ... Chola...	Silicosis, Strum... Cholelithiasis u. a.	...Leberschä-...infiltrat, ... a.	Leberzirrhose, Hyperthyreose, Myxödem u. a.	Ca. d. Leber, Gallenblase, Pankreas, Thyreoidea, Lungen
3. Mesenchymale a) interstitiodermale	Mesenchymale Interstitialsubstanz, Hyaluronsäuren u. a.	Abszeß, Phlegmon... Karbunkel ...	...itas, Gicht-...me u. a.	E... Gripp...	Sklerodermie, ...achexie, Hotten-...tenschürze u. a.	Sarkom verschiedener Lokalisation u. a.
b) osteodermale	Hämopoese u. a.	Osteomyelitis ... a.		Osteomala...	...dylitis u. a.	Osteosarkome u. a.
c) hämodermale	Menses, Blut- u. Antikörperbildung	Endocarditis, Typhus, Sepsis, Embolie u. a.	Var... Skleros...	Angina pector... ...kardose u. a.	...dinfarkt, ...myelophthise, Anämia pernic. u. a.	Myeloische Leukämie, Angiosarkome u. a.
d) lymphodermale	Lymphe u. a., Antikörperbildung	Angina tonsillaris, Appendizitis u. a.	Lymphdrüsenschwellungen u. a.	... a.	Lymphogranulomatose u. a.	Lymphat. Leukämie, Lymphosarkome u.a.
e) cavodermale	Liquor, Synovia	Polyarthritis u. a.	Hydrops u. a.	... a.	Coxarthrose u. a.	Chondrosarkome u.a
4. Mesodermale a) nephrodermale	Urin mit Stoffwechsel-Endprodukten	Cystitis, Pyelitis, Nephritis u. a.	Prostatahypertrophie, Nephrolithiasis u. a.	Alb... Hydroneph...	Nephrose, Schrumpfniere u. a.	Nieren-Karzinom, Hypernephrom u. a.
b) serodermale	Absonderungen der serösen Häute	Pleuritis, Pericarditis, Peritonitis u. a.	Pleuraexsudat, Ascites u. a.	Vorstadie... Tumoren u. a.	Tbk. der serösen Häute u. a.	Ca. der serösen Häute u. a.
c) germinodermale	Menses, Semen, Prostatasaft, Ovulation u. a.	Adnexitis, Metritis, Ovariitis, Salpingitis, Prostatitis u. a.	Myome, Prost. hyp., Hydrocele, Zysten, Ovarialzyste u. a.	Vorstadien von Tumoren (Adnexe, Uterus, Hoden u. a.)	Impotentia virilis, Sterilität u. a.	Ca. d. Uterus, der Ovarien, Testes u. a.
d) muskulodermale	Milchsäure, Laktazidogen u. a.	Muskelrheuma, Myositis u. a.	Myogelosen, Rheuma u. a.	Myositis ossificans u. a.	Dystrophia musculorum progressiva u. a.	Myosarkome u. a.
	Exkretionsprinzip. Fermente intakt. Selbstheilungstendenz. Prognose günstig.			Kondensationsprinzip. Fermente geschädigt. Verschlimmerungstendenz. Prognose dubios.		

PROGRESSIVE VIKARIATION (RECHTSVERSCHIEBUNG)

REGRESSIVE VIKARIATION (LINKSVERSCHIEBUNG)

Abb. 5: Dr. H.H. Reckeweg: Krebsprobleme (ergänzende Beiträge aus den Jahren 1956-1978, Aurelia Verlag, Baden-Baden. Der Schwarze Strich ist der Biologische Schnitt.) Diese Vorlage soll nur verdeutlichen, was mit Progression oder Regression gemeint ist.

5 Ortho: griech.: gerade, richtig

Die eben geschilderten Phasen vor oder links des „Biologischen Schnittes“ sind verhältnismäßig harmlos und mit geeigneten Maßnahmen natürlich heilbar. Irgendwelche nachhaltigen Schädigungen durch Homotoxine kommen dabei nicht zustande. Bis zur Depositionsphase LINKS des Biologischen Schnittes ist die Krankheit immer als akut anzusehen, da die Reaktionskurve nach Selye noch dreiphasig ausfällt. Die Krankheit ist auch heilbar, mitunter schwer, vor allem wenn noch ein anderes Störfeld (z.B. Zähne) dazukommt. Demnach liegt der Beginn des Krebses vielfach in einer massiven Störung des Fließgleichgewichtes bei Entzündungen, in der gewissermaßen bei Nicht-Hinschauen oder -Erkennen der Biologische Schnitt, die Wegscheide zwischen Entgiftung und Vergiftung, in progressiver Vikariation überschritten wird, z.B. nach Anwendung von Salizylaten, Sulfonamiden, Pyrazolonen, Antibiotika und Chemotherapie jeder Art, Nikotin oder Alkohol-Dauergenuss, auch nach einem schweren Trauma. Das Agens oder das Toxin werden an die Zellmembran oder an die Mitochondrien geschweißt und sind daher unlöslich. Die progressive Vikariation ist immer in Richtung Krankheit, die regressive Vikariation in Richtung Gesundheit. Dabei kann eine solche Tumorlage jahrzehntelang latent bleiben, um bei Gelegenheit, d.h. bei entsprechenden Toxinwirkungen im Sinne der Synkarzinogenese (Unterdrückung durch Rheumatika, Kortisonpräparaten, Immunsuppressiva, Wurzelbehandlung eines Zahnes) unmittelbar in die Neoplasmaphase überzuwechseln oder auch nur in eine andere Phase des chronischen Siechtums. Das hängt von den verschiedenen Begleitfaktoren (auch psychischer Art) ab. Dieses Faktum kann sich die Elektro-Akupunktur nach Voll (EAV) zu Nutze machen, denn sie kann wesentlich früher ein Krebsproblem austesten als andere Apparate oder Heilweisen (siehe EAV).

Der Biologische Schnitt ist die Grenze zwischen humoralen und zellulären Phasen. Wie bereits beschrieben, bis zum Biologischen Schnitt (Phasen links vom Biologischen Schnitt) hin gelingt die Entgiftung relativ einfach. Das Fließgleichgewicht ist intakt bzw. durch die Phasen 1-3 wird es wieder hergestellt. Die ersten drei humoralen Phasen haben die Tendenz, sich regressiv vikariierend in die Exkretionsphase bzw. Reaktionsphase umzusetzen. Dem gegenüber liegt jenseits (rechts) des Biologischen Schnittes eine deutliche Störung des Fließgleichgewichtes vor. Es wird das Fließgleichgewicht zunehmend von der Imprägnationsphase über die Degenerations- bis zur Neoplasmaphase gestört. Dieses Phänomen beruht auf der bei den zellulären Phasen vorhandenen Fermentschädigung, dem Kondensationsprogramm der Homotoxine, die sich im locus minoris resistentiae des Tumors verdichten mit dubioser Prognose. Der Biologische Schnitt ist eine Grenze, die rechts davon eine irreparable Störung des Fließgleichgewichtes darstellt, falls keine Hilfe von außen kommt. Das heißt, wenn man nicht dem Organismus oder Organ medikamentös hilft, dann rutscht es in die Imprägnationsphase, von der kein Zurück möglich ist. Der Biologische Schnitt soll den Einschnitt zwischen akuter und chronischer Krankheit bei Reckeweg verdeutlichen. Er ist die Scheidungslinie zwischen humoralen und zellulären Phasen. Er liegt zwischen den „Krankheiten der Disposition" und den „Krankheiten der Konstitution". Alle Phasen rechts des Biologischen Schnittes beruhen in jedem Falle auf einer Schädigung zellulärer Substrate. Ein Leiden über den Biologischen Schnitt rückzuführen (also von rechts des Biologischen Schnitt nach links des Biologischen Schnittes) ist sehr schwer oder besser gesagt unmöglich. Die Disposition (links des Biologischen Schnittes) bedeutet eine humorale extrazelluläre Homotoxinbelastung und die Konstitution (rechts des Biologischen Schnittes) eine intrazelluläre homotoxinbedingte Fermentschädigung. Diese Grenze ist (beinahe) eisern zu nennen. Sobald die Chronizität (=Tuberkulinität) eine Krankheit erfasst hat, ist sie chronisch und kann für den Patienten mehr oder weniger belastend verlaufen. Zumeist ist sie mit der Maskierung vergesellschaftet.

Die Phasen nach dem Biologischen Schnitt oder rechts des Biologischen Schnittes

<u>4) Imprägnationsphase:</u> Die Imprägnationsphase stellt eine Ablagerungsphase dar, bei der das Homotoxin entweder an die Zellmembran oder an den Mitochondrien fixiert ist. Daran werden sich dann schwerwiegende oder bösartige Erkrankungen entwickeln. Das tritt ein, wenn die Homotoxine nicht vor dem Biologischen Schnitt entgiftet und ausgeschieden werden. Das kann auch ein pathologischer Dauerreiz sein, wie etwa ein wurzelbehandelter Zahn. Das heißt, eine organbezogene latente Azidose muss entfernt werden. Gelingt das nicht, kommt es zur festen Bindung derartiger Homotoxine an die ECM (Extra-Celluläre

Matrix)-Komponenten, und es entstehen chronisch entzündliche Krankheiten mit autoimmunem Charakter. Ein großes Problem stellt die Schwermetall-Ausfuhr (z.B. die Amalgam-Ausfuhr) dar. Eine Maskierung der Schwermetalle, die am Dick- oder Dünndarm-Meridian über die Darmschleimhaut entgiftet werden sollen und dort allergische Entzündungen hervorrufen, sind als Anginen, Herpes oder Aphten zu bemerken. Werden Schwermetalle nicht ausgeführt oder eine dementsprechende Krankheit unterdrückt, wie es bei der Behandlung der Grippe, Angina, Ekzeme und anderer „Unpässlichkeiten" möglich ist, dann kommt es zur Imprägnation. Das kann man an der Zeichnung von Prof. Dr. Heine im Unterschied zwischen Depositionsphase und Imprägnationsphase (Abb. 4) erkennen. Das ist eine Rückvergiftung. Eine Unterdrückung von Fieber, von Ausscheidungen der Toxine oder der Bildung von Entzündungen sind ein therapeutischer Fehler. Auf diese Weise werden die nach außen strebenden Gifte zurückgedrängt und dringen in die Zellen ein und werden unlösbar fixiert. Meist ist der zu häufige Gebrauch von Antibiotika im Spiel. Diese Phasen sind Schädigungen von Zellen und Zellfermenten, wobei man diesen Vorgang nach herkömmlicher Meinung <u>vielleicht</u> noch umkehrbar machen kann, aber sie hinterlassen auch bei der Ausheilung eine gewisse Fermentschwäche, die evtl. als schwacher Punkt in der Therapie in Erscheinung tritt. Nach der persönlichen Erfahrung des Autors ist eine vollständige Umkehr nicht möglich, das beweist die noch zu erklärende Elektroakupunktur nach Dr. Voll. Die Therapie über Nosoden sollte der Elektroakupunktur vorbehalten bleiben, denn man kann sowohl die entsprechende Nosode als auch die richtige Potenz ertesten. Daher ist die Arbeit mit Nosoden nur hypothetisch, da nur wenige Therapeuten die Elektroakupunktur nach Voll (EAV) so exzellent beherrschen und ein sehr großes und sich dauernd vergrößerndes Lager (durch dauernd neue in der Allgemeinmedizin verwendete Medikamente) an Testampullen besitzen, dass sie an die einzelnen möglichen Fermente oder Homotoxine denken und diese dann austesten und in der richtigen Potenz injizieren können. Zusätzlich benötigt man ein großes biologisches und erbgenetisches Wissen, welches Ferment oder welcher metabolische Stoff im speziellen Fall gefordert ist.

<u>5 und 6) Degenerationsphase und Neoplasma-Phase:</u> Die beiden letzten Phasen sind nach Reckeweg absolut nicht mehr reparabel.

Hier sind die Zellfermente schwerwiegend geschädigt oder endgültig blockiert. Das bedeutet, dass die Fermente nicht mehr in der Lage sind, die Entgiftung vorzunehmen. Diesbezüglich sind auch die Ausführungen von Dr. med. und psych. Kranebitter sehr interessant zu lesen. Er bestätigte die Erkenntnisse von Dr. H. H. Reckeweg. Hohe Medikamentendosen (Unterdrückung) wirken imprägnierend (Reckeweg).

Als dem Autor sehr wichtig erscheint die Erkenntnis von Dr. Reckeweg: Durch die Homotoxinforschung konnte herausgefunden werden, dass alle Krankheiten eines einzelnen Individuums miteinander durch nur einen verursachenden Wirkstoff zusammenhängen. Diese Zusammenhänge über das gleiche verursachende Gift sind besonders deutlich bei der Allergie zu erkennen. Die Allergie arbeitet an der Dünndarmschleimhaut, und das Symptomen-Spektrum (die Maskierungsdiagnosen) kann von Niesanfällen bis Morbus Bechterew und Schlaflosigkeit reichen. Damit hat Reckeweg bereits in der ersten Hälfte des 20. Jahrhundert erkannt oder besser beschrieben, dass der Darm das größte Organ im menschlichen Körper ist, das zentral für fast alle Krankheiten der (tuberkulinischen) Systeme zuständig ist. Es kommt dabei zu einer recht abwechslungsreichen Vielzahl von Krankheiten. Diese Krankheiten haben scheinbar gar nichts miteinander zu tun. In Wirklichkeit stellt sich die alles verursachende Vergiftung immer mit anderen Krankheiten der einzelnen Organe auf den verschiedenen Keimblättern dar. Reckeweg nennt diese Änderung der Erscheinungsbilder eine Phasenverschiebung. Nach Meinung des Autors ist das eine Maskierung der Krankheit, die alle Stadien der verursachenden Organkrankheit darstellt. Man unterscheidet eine progressive (geht in Richtung der Degeneration) und regressive Vikariation (geht in Richtung der Reaktionsphase: z.B. von der Grippe oder Ekzem zu Asthma, oder von der Grippe-Bronchitis zu Ulcus duodeni). Wichtigster Punkt der Homotoxinlehre ist, die Therapie darf keine progressive Vikariation verursachen, und die Krankheiten dürfen nicht mit fermentschädigenden Maßnahmen unterdrückt werden. Das wichtigste Moment ist der Biologische Schnitt. Nach ärztlichen Ermessen ist das die Grenze zwischen AKUTER und CHRONISCHER Form (besser: Chronizität) eines Leidens.

C) Elektroakupunktur-Messung nach Voll

(EAV- Dr. Voll)

Die Diagnose-Methode „Elektroakupunktur“ wurde von Dr. Reinhold Voll (EAV) entwickelt. Bei seinen Arbeiten konnte er zusätzlich noch weitere funktionelle Meridiane zu den klassischen Akupunkturmeridianen erarbeiten. Jeder entzündliche Vorgang im menschlichen Körper ruft örtliche und gesamtkörperliche Veränderungen im energetischen Haushalt hervor. Bereits minimale energetische Veränderungen werden durch die EAV-Messung nachweisbar. Das Krankheitsgeschehen befindet sich dabei noch immer in der humoralen Phase, so dass serologisch und pathohistologisch noch kein fassbares Substrat zu finden ist. Damit wäre das Geschehen noch in dieser Phase heilbar. Durch diesen Umstand wird es mitunter der EAV möglich, und das ist auch ihr Ziel, schon frühzeitig diese energetischen Veränderungen zu erfassen und so eine *Hinweisdiagnose* zu liefern.

Die Elektroakupunktur-Messung ist die einzige Methode, die über ein elektronisches Gerät die Hintergründe einer Krankheit und ihre Abhängigkeit von dem verantwortlichen Verursacher liefert. Es muss klar herausgestellt werden, dass die Elektro-Akupunktur-Messung nach Voll (EAV) nichts mit Bioresonanz zu tun hat. Diese Bioresonanz- Methode ist ein Epigone, bei der man nicht Einzelmessungen nachvollziehen kann und sie deshalb für die Erkennung einer ursächlichen Störung und eines Schwachorgans nicht geeignet ist. Die Feststellung der Zusammenhänge zwischen einem gestörten Organ und einem Störfeld ist wesentlich leichter per EAV zu eruieren als z.B. über die Dunkelfeld-Blut-Analyse oder die Homotoxinlehre nach Reckeweg. Sie ist bestens geeignet, die Maskierung über die verschiedenen Organe aufzudecken und die dafür verantwortlichen Regulationsmechanismen klar zu legen. Die EAV ist eine Hautwiderstandsmessung und zeigt an, dass kranke Organe oder Funktionen der Organe an bestimmten Meridianen vertreten sind und diese Punkte sich durch ein bestimmtes Messverhalten auszeichnen. Dabei können

1) Meridiane mit weniger oder mehr Energie aufgedeckt werden;
2) Störfelder und ihre Fernstörungen über die vegetativen Anteile an den anderen Meridianen bemerkt werden;
3) Ebenso wird das die Krankheit bedingende Pathogen gefunden, das bei der chronischen Krankheit eine ganz bestimmte, man möchte fast sagen, eingefrorene Wirksamkeit hervorruft;
4) Die EAV zeigt ein Carcinoma in statu nascendi bereits bei einer Größe von 20.000 bis 30.000 Zellen an. Weder normale medizinische Apparaturen, wie MRI, Röntgen oder Ultraschall, noch menschliches Betrachten oder Abtasten können das Carcinoma in statu nascendi in dieser Größe erfassen. Die elektronischen Geräte können es erst ab einer Größe von mindestens über 50.000 Zellen erfassen. Die Erkennungsquote über die EAV ist damit wesentlich früher möglich, wodurch die Heilungschancen größer sind.

Der Körper ist auf verschiedene Bereiche der Körperoberfläche projiziert und nochmals aufgeteilt. So kann man alle Körperorgane auf der Ohrmuschel wiederfinden und auch über den Hautwiderstand messen, aber es geht auch auf der Kopfoberfläche. Es kann ohneweiters ein gestörtes Areal als die Schwachstelle für die Ausleitung der Allergiemediatoren dienen. So kennt man das in der Kopf-EAV, in der Isotherapie, in der Neuraltherapie, aber auch in der Methode der Cranio-Sacral-Therapie. Nur leider ist das meistens eine symptomatische und nicht eine kausale Therapie, oder besser gesagt, eine Messung des maskierte Organs und nicht das verursachende Organ. Der Grund der Kopfhautbeschwerden ist hier natürlich die Tonsille, und hinter ihr steht der Dünndarm.

Mit der EAV-Messung kann der Therapeut das ursprünglich kranke Organ, aber auch ein sogenanntes Störfeld oder den Zustand der Dünndarmschleimhaut leicht auffinden. Mit Hilfe der Elektroakupunktur kann man ebenso sehr leicht die Abhängigkeit des erkrankten Organs von der Dünndarmschleimhaut-Atrophie aufspüren und somit die Maskierung offenlegen. Anders ausgedrückt: Man kann auch die Maskierung als eine Abhängigkeit zwischen dem leidenden Organ (=individuelles Schwachorgan), das nach menschlichen Wissen nicht mit dem Darm in Zusammenhang steht, und der Dünndarmschleimhaut-Atrophie erkennen. Der Normalwert ist 50-65. In der EAV kann man über die mikroelektronischen Abhängigkeiten zwischen dem tatsächlich erkrankten Organ (z.B. Dünndarmschleimhaut-Atrophie) und dem Schwachorgan (Ausscheidungsorgan von Histamin, Serotonin und Prostaglandin) die Zusammenhänge erkennen.

Zeichen der Maskierung über die EAV: Das wirklich kranke Organ (die Dünndarmschleimhaut) und das Schwachorgan weisen mit denselben EAV- Messkriterium(-Zeichen) auf ihr Leiden hin. Das sind: Messkriterien am betroffenen Schwachorgan und am kranken Organ und dieselben Abfallkriterien für beide Organe.

Bei der Austestung einer Maskierung ist die EAV-Messmethode generell der einzige Garant, einen von der Dünndarmschleimhaut abhängigen Organteil oder ein verantwortliches (=verursachendes) Organ sicher zu identifizieren. Die Elektroakupunktur benötigt keine Kontrolle durch andere „Diagnoseverfahren" wie die Armlängenmethode oder die Kinesiologie. Sie ist sicher keine Summationsanzeige eines Armes oder Beines. Aber natürlich kann man über die Messung der Summationsmesspunkte einen schnellen Überblick bekommen, ob der einzelne Meridian gestört ist oder nicht.

Wie stellen sich die Chronizität bzw. Maskierung in den einzelnen bisher besprochenen Therapiemethoden noch dar?

Zusammenfassung: Wenn man versucht, die Chronizität zu beschreiben, dann gibt das je nach angewandter Methode verschiedene Gesichtspunkte, die die jeweiligen Zeichen für eine Chronizität und/oder Maskierung zeigen. Man kann also die Chronizität je nach verschiedenen Heilweisen different beschreiben, ABER am Ende meinen alle Heilweisen dasselbe:

1) Nach der Pathophysiologie ist die Chronizität oder die chronische Krankheit ein **einphasiges Leiden**.

2) Nach der Homotoxikologie (Dr. Reckeweg) ist die Chronizität oder die chronische Krankheit ein **Leiden,** das **rechts des Biologischen Schnittes** steht (und eine stille Fermentschädigung den Rückgang über den Biologischen Schnitt nicht mehr erlaubt).

3) Nach der Elektro-Akupunktur (Dr. Voll) ist die Chronizität oder die chronische Krankheit ein Leiden, das sich über die Maskierung äußert. Die Punktwerte stellen sich wie folgt dar:

- Dieselben hohen entzündlichen Messwerte (80-100) oder dieselben Degenerations-Messwerte (tiefer als 50).

- Dieselben Messwert-Abfallgrößen (z.B. 80 ->30).

- Mess-Besonderheiten werden durch dieselbe Nosode oder durch das entsprechende gleiche Homöopathikum (Nosode) ausgeglichen. Wenn zwei der drei Punkte erfüllt sind, besonders aber der dritte Punkt, liegt eine maskierte Krankheit vor.

Da der Name „Chronizität" und folglich auch Maskierung als eigenständige Krankheit relativ neu im medizinischen Denken erscheint, kann man nicht erwarten, dass diese Krankheit bei den damaligen Ärzten und Biologen schon behandelt und beschrieben wurde. Hier wird einfach versucht, die Meßmethoden, die der Autor beherrscht und bei denen auch das notwendige Know-how diesen Effekt nachweislich sichtbar oder testbar macht, zu erwähnen. Bevor man die einzelnen Organe und ihre Krankheiten beschreibt, sollte man nach Ansicht des Autors wissen, wie man sie nachweisen und dem Patienten auch deutlich veranschaulichen kann.

Das kommende Kapitel wird nur deswegen angeführt, da es viele Kolleginnen und Kollegen gibt, die diese Heilweisen kennen und glauben, hier mit speziellen Medikamenten die Chronizität heilen zu können. Der Autor meint, dass hinlänglich erklärt wurde, dass die Chronizität von dem Dünndarm abhängt. Diese Dünndarmschädigung beruht auf dem Boden einer Allergie und ist mehrheitlich nur mit der **Dr. Werthmann Diät** und **Isotherapie** zu beheben.

D) Kann sich die Chronizität in der Neuraltherapie darstellen?

Es gibt gut bekannte Therapien, die anfänglich bei akuter Krankheit und Chronizität gleich gut helfen. Daraus kann man selten ein Zeichen der Chronizität ableiten.

Die **Neuraltherapie** wurde von den Brüdern Dr. Ferdinand und Dr. Walter Huneke entwickelt. Dr. Peter Dosch selbst war ein hervorragender Neuraltherapeut, und zugleich war sein Lehrbuch über die Neuraltherapie die beste Reklame für die Neuraltherapie und besaß gute Tips für neue neuraltherapeutische Behandlungen. Das Motto ist: Die Krankheit ist abgewandeltes Lebendiges, und das Lebendige ist wesensmäßig über die Aussagen der exakten Forschung nicht zu erfassen. Vielfach wird von den Neuraltherapeuten die Meinung vertreten, dass die plötzliche Heilung, das sogenannte Huneke-Phänomen (schlagartige Heilung des Patienten) durch entsprechende Zunahme der Essensgewohnheiten mit verdorbenem Fleisch und Nudelspeisen oder durch metabolische Blockierungen im Organismus nun mehr selten zu sehen ist. Das kann ohneweiters sein. Das heißt, heute isst man nicht mehr nur die Grundnahrungsmittel alleine, bekommt dann auf diese eine allergische Reaktion, sondern heute isst man ein Multimix aus mehrfach gebrauchten Fetten (wie Pommes frittes), aus teilweise altem Fleisch, das mit Meat tenderisers wieder frisch gemacht wurde, und ausländischen Gewürzen besteht. Dazu kommt jedwede künstliche Speise, und das ist für die Matrix zuviel. Im gleichen Atemzug betonen die Neuraltherapeuten, dass sie selbst eine örtliche oder segmentale „totale" Blockade mit ihren Procaininjektionen im Organismus erreichen. Der Autor kann das nicht bestätigen, denn die Blockade dauert nur kurze Zeit und in dieser hat sich die Ausgangslage verändert. Den Autor haben vornehmlich die Erfolge durch die Erkenntnisse über die Palpationspunkte interessiert. Das trifft auch zu bei chronischen Krankheiten, denn sie konnten durch die richtigen Palpationspunkte und damit das Erkennen, welches Organ das maskierende vor allem im Abdomen ist, geheilt werden.

Das Motto heißt: **Der Körper merkt sich alles, besser**: **Der Darm merkt sich alles**. Das ist das Zeichen der Chronizität. Dadurch werden die Chronizität und die nachfolgende Maskierung sofort möglich. Dieses Merkgedächtnis des Körpers bzw. Darmes ist schlechthin die Basis der Chronizität. Das Wichtige ist: Man muss das alles erkennen. Der Autor kann nur anraten, eine Elektroakupunktur-Messung mit einer eventuellen Medikamententestung zu erlernen und durchzuführen und dann einmal Neuraltherapie betreiben. Die Folge kann nur besseres Verständnis für die Krankheit und ihre möglichen Ursachen und sicher ein größerer Therapie-Erfolg sein.

Auch über andere Fakten kann man Hinweise erlangen, dass es sich um ein chronisches Leiden handeln muss, nur leider bekommt man nicht besondere und beweisende Kriterien, die eine Chronizität bestätigen. Trotzdem soll versucht werden, weitere Heilweisen einzubeziehen, da sie über andere Merkmale innigen Bezug zur Chronizität besitzen, aber nichts beweisend.

E) Was liefert die Dunkelfeld Mikroskopie für die Darstellung der Chronizität?

Dunkelfeld-Blut-Analyse (Prof. Dr. Günther Enderlein)

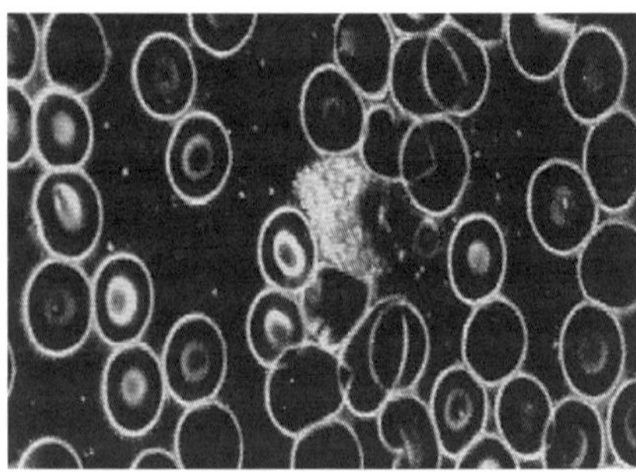

Abb. 6: Targetzellen= Endobiose Erythrozyten teilweise mit Punkt oder Kreis im Inneren (Dr. Werthmann-Kurs)

Professor Dr. Günther Enderlein und Dr. H. H. Reckeweg lebten zur selben Zeit. Ob sie sich persönlich kannten, ist dem Autor nicht bekannt. Prof. Dr. Enderlein beschäftigte sich mit dem vitalen Blut und den Krankheiten. Er beschritt aber einen anderen Weg der Erforschung der kranken Menschen. Viele Therapeuten wollen mittels der Dunkelfeldmikroskopie die Maskierung und/oder die Chronizität erkennen. Da muss man sofort sagen, dass das über die Dunkelfeld-Blutanalyse nicht möglich ist.

In der Dunkelfeldanalyse kann man

1) keine wie immer geartete Organdiagnose machen, und man muss

2) das Bild innerhalb der ersten 5-10 min. erstellen und befunden. Die Verlaufsbeobachtungen des Dunkelfeldbildes mancher Therapeuten über weitere Stunden bis Tage <u>können</u> Hinweise geben, müssen das aber nicht. Das ist die Meinung von Frau Dr. Bleker. Sie ist in dieser Auslegung die oberste Instanz, da sie die größte Erfahrung in der Dunkelfeldmikroskopie besitzt und zugleich ausgebildete Cytologin ist.

Ob sich innerhalb dieser Zeit eine totale Hochentwicklung des endobiontischen Mucor racemosus im Inneren der Erythrozyten (also eine Endobiose) zeigt, ist mehr als fraglich. Diese Hochentwicklung ist von vielen Faktoren abhängig, ist zudem äußert selten. Noch ein Nebensatz: Das Dunkelfeldbild im Mikroskop zeigt vor allem das vorherrschende Milieu im Körper (ist es entzündlich, ist es degenerativ?). Wer die Blutanalyse im Dunkelfeld beherrscht, kann das geeignete Milieu für eine „chronische" Krankheit erkennen. Mehr eigentlich nicht. Nach Meinung des Autors ist die Elektroakupunktur deutlich klarer in der Diagnose. Nach Professor Enderlein ist das wichtigste Moment: <u>Das Milieu ist alles und die Bakterien nichts.</u> Das heißt, je nachdem, wie sich das Milieu zusammensetzt, können sich physiologische oder pathologische Formen (Bakterien- und/oder Pilz-Phasen) bilden.

IV Weitere Phänomene bei der Chronizität

Die Chronizität ist eine eigene Krankheit und hat viele Gesichter, da der Darm sich irgendein individuelles Schwachorgan als maskiertes Organ aussuchen kann. Entsprechend dem Schwachorgan sind die Beschwerden dann verschieden. Ein chronischer Verlauf zeigt Zeiten mit einer variabel langen Besserung und einer plötzlich auftretenden und nicht unbedingt voraussehbaren Verschlechterung. Die Verschlechterung kann ohne Vorwarnung da sein, hängt meistens von mehreren Faktoren ab, wie Konstitution, mehrere Schwachorgane, Essen (Darmstörung wie Sekundärallergie, Rückfall durch unverträgliche Lebensmittel), zusätzliche Infektion (Grippe) oder neue Verwendungsstoffe bei Zahnreparaturen.

Weiters weist der chronische Verlauf einige Besonderheiten auf, die ihn auszeichnen und als solches erkennen lassen.

Wichtig ist: Es gibt keine spezifischen Antikörper gegen die Chronizität, denn krank ist die Dünndarmschleimhaut, und natürlich atrophieren mit ihr auch mehr oder minder die Peyer Plaques. Denn die Peyer Plaques liegen unter der Schleimhaut und atrophieren mit der Schleimhaut. Die chronische Krankheit ist also eine an die Mucosa gebundene Störung. Sobald die Dünndarmschleimhaut und die Peyer Plaques wieder gesund sind, mindert sich die Chronizität.

Bevor man weiter liest noch eine Erinnerung an die Maskierung:

Die Maskierung einer Krankheit heißt, dass ein anderes Schwachorgan für den eigentlichen kranken Körperteil einspringen muss. Das wirklich oder nicht bis wenig agierende Organ lässt ein anderes für seine Schwäche einspringen und arbeiten.

Kurzer Abriss über die Ursachen, die eine Chronizität fördern

Zuerst noch eine oft gestellte Frage, ob der Dünndarm in der Lage sein kann, ein Schwachorgan zu suchen? Die Frage ist leicht beantwortet: Das Schwachorgan ist dem Darm schon bei der Geburt des Menschen bekannt, er braucht nicht zu suchen. Nach Wissen des Autors gibt es keine Gründe, denn die Natur als solche führt die Entzündungsstoffe ganz selbstverständlich über das „schwächste Glied in der Kette" aus. Das schwächste Organ im Körper kann den Entzündungsstoffen eben zu wenig entgegen setzen. Natürlich heißt es dann, der Darm allein hat gesucht. Diese Tätigkeit macht der Immunapparat im ganzen Körper. Diese Schwachstellen sind eben ein Zeichen des menschlichen Körpers. Die Natur lässt jedem Menschen die Freiheit, das zu essen was er will. Nur der Dünndarm und damit das menschliche immunologische Abwehrverhalten reagieren selbständig auf die in der Natur vorhandenen Stoffe. Das erklärt alles. Je öfter man eine Speise hintereinander isst, umso mehr besteht die Möglichkeit, überempfindlich auf sie zu werden. Im Laufe der letzten Jahrhunderte hat der Mensch die Kuhmilch und auch das Hühnerei in der ursprünglichen Form zu sich genommen. Das war eine Milch ohne Zusätze beim Gras/Heu (Eiweißzusätze) und in den letzten Jahrzehnten auch ohne Zusätze bei der Herstellung der Milchprodukte (Fermentierungsstoffe, Lebensmittelzusatzstoffe). Auch beim Futter der Hühnerfarmen gibt es Zusätze. Nach der Meinung des Autors liegt der Wandel der Milch- und Ei-Verträglichkeit in den letzten 200 Jahren in dem Versuch, noch größere Mengen an diesen Produkten zu erlangen. Entweder man verringert diesen Versuch oder man ändert das Essverhalten. Zwei Momente sind notwendig, um frei von der Chronizität zu leben. Erstens muss der Dünndarm alkalisch sein, das verhindert ein allergisches Geschehen. Zweitens isst man keine Hühnerei- oder Kuhmilch-Produkte.

Natürlich gibt es auch konstitutionelle Typen, die Hühnerei- und Kuhmilch-Produkte vertragen.

Es gibt aber auch für den Autor eine Menge von Menschen, die konstitutionell die Zeichen der möglichen, um nicht zu sagen der tastsächlich stillen Allergie tragen. Aus der mannigfaltigen Beobachtung von über 40 Jahren sind Menschen, die von Geburt an blondes Haar und blaue Augen haben, gefährdet, eine Kuhmilch- und Hühnerei-Allergie zu haben oder zu bekommen. Auf Fragen antworteten 80% mit „Ja" und die, die ein „Nein" sagten, wurden dann über die Chronifizierung bzw. Maskierung ihrer körperlichen Beschwerden über ihre Allergie aufgeklärt.

Ich möchte an dieser Stelle nochmals für ein vorbeugendes striktes und langes Einhalten der **Dr. Werthmann Diät** werben. Die Gründe sind:

Erstens kann unter dieser Diät der Dünndarm eine Allergie nicht entwickeln (hat alkalisches Milieu).

Zweitens wird dadurch der Darm robuster, um bestmöglich kleinsten Mengen an allergisierender Kost zu widerstehen.

Drittens kann er sich nach einem Diätfehler viel schneller und besser erholen. Außerdem wird das maskierte Schwachorgan nach einer langen Karenz der Allergene stärker gegen minimale bis mäßige Darm-Reize bestehen. Der Autor sieht besonders bei Kindern sehr gute und schnelle Reaktionen.

Bei kleinsten Infekten oder einem Neubeginn einer Unpässlichkeit wird nach eingestandenem Diätfehler folgendes gemacht: eine Messerspitze Speisesoda in 40 bis 100g warmem Wasser trinken, und der beginnende Allergisierungsprozess ist sofort coupiert. Das ist kein Dauerrezept, aber eine schlagkräftige Notfalltherapie.

Den Verlauf einer chronischen Krankheit in einen akuten zu verwandeln, ist ein unmögliches Vorhaben, sobald sie rechts vom biologischen Schnitt liegt (Reckeweg). Die Beschwerden zeigen zwar im Verlauf ein auf und ab, aber die Chronische Krankheit bleibt.

Daher kann der Autor nur raten: beginnen Sie unbedingt mit der **Dr. Werthmann Diät**. (Seite 131ff) Die chronische Krankheit hat über 1000 mögliche Facetten, um sich darzustellen. Man kann sich nicht alle möglichen Zeichen merken, aber einen offenen Sinn für solche „Merkwürdigkeiten" muss man haben. Meistens sind diese Beschwerden so unmöglich, dass viele Therapeuten sie nicht glauben können oder diese als hysterische oder eingebildete Symptome abtun. So gibt es zum Beispiel langjährige Erstarrungen oder Blockierungen des Körpers oder eines Körperteils, die zwar für den Therapeuten als solche erkennbar sind, aber dem Patienten nur unterbewusst diese erahnen lassen und ihm selten klar werden. In so einem Fall blockt meist der Patient ab, doch als Therapeut muss man am „Fall" daran bleiben. Es gibt das Umgekehrte genau so, der Patient merkt das andere Reagieren des entsprechenden Funktionsorgans und der Therapeut ist „blind" dafür.

1) Impfungen, besonders in der frühkindlichen Zeit

Die meisten dieser langjährigen, „eingebildeten" Blockaden stammen aus der Zeit des Kindesalters. In dieser Zeit werden die Säuglinge und Kleinkinder gegen die Kinderkrankheiten geimpft. Wenn die Eltern aus Angst vor einer möglichen Schädigung Bedenken gegen die Impfung einwenden, dann werden diese Impfungen von vielen Ärzten als angeblich ungefährlich dargestellt. Das kann schon sein, dass eine einzelne Impfung ungefährlich ist, nur müssen immer zwei Punkte vor der Impfung voll erfüllt sein:

<u>1) Die Dünndarmschleimhaut muss unbeschädigt sein</u>: Man muss als Therapeut viel mehr das Darmorgan beobachten als man das vielleicht üblicherweise macht. Die frühkindliche Impfung beginnt allgemein zu früh und sollte (außer in Ausnahmefällen) nicht vor dem sechsten Lebensmonat vorgenommen werden. Grund ist der kindliche Dünndarm, speziell die Schleimhaut des Dünndarms. Sie darf keine Schädigung erhalten haben und muss voll funktionsfähig sein. Dort ist auch die Immunkörperbildung. Dazu gehört, dass das Kind mindestens sechs Monate mit Muttermilch (ohne Zusatz von Produkten aus Kuhmilch und Hühnerei durch die Mutter) gestillt wird oder als Ersatz Sojamilch aus der Apotheke bekommt. Dort bekommt man die Sojamilch für Säuglinge und Kleinkinder. Sobald die kranke Dünn-

darmschleimhaut (Abb. 2, 2a, Seite 10) wenige bis gar keine Immunkörper produziert und sezerniert (wie IgA oder sIgA), besitzt das Kind einen deutlich verminderten bis gar keinen Schutz gegen das Impftoxin und produziert daher auch keine Antikörper. Man kann ohneweiters sagen, dass das Kind wohl geimpft ist, aber keinen bis wenig Impfschutz aufbaut oder erhalten hat. Man sieht das besonders bei der früher durchgeführten Pocken- oder Tuberkulose-Impfung. Das Toxin kann einige Zeit (erfahrungsgemäß etwa weit bis über dreißig Jahre nach der Geburt) im Muskel liegen und das Nervensystem plötzlich in dem Zeitraum von der Jugend oder bis zum erwachsenen Alter reizen. Das äußert sich dann als mögliche Tics oder leicht verspannte Muskeln oder isolierte Lähmungen, Hautstörungen, Parästhesien oder sonstige Störungen. Sehr häufig finden sich Teilleistungsstörungen. Die im späteren Leben auftretenden grippalen Infekte oder andere Viruskrankheiten lassen einzelne Menschen auf solche frühzeitig im Leben bekommene Impfungen auf verschiedenste Art und Weise jederzeit reagieren. Das heißt, die liegen gebliebenen oder in die Matrix verfrachteten Toxinreste werden aktiviert. Zum Beispiel können Menschen nach einer Poliomyelitis (Kinderlähmung)-Impfung mit einer mehr oder minder großen Lähmung oder Taubheit des Armes oder des Fußes reagieren. Andere wiederum bekommen nach der Tetanusimpfung einen Tic oder ein zeitweiliges Schütteln bestimmter Muskeln oder Muskelgruppen. Plötzlich werden in einem Rahmen eines grippalen Infektes alte, vielleicht schon Jahre zurückliegende Viruserkrankungen wieder im Serum positiv und es heißt dann: Die alte Krankheit ist aufgeflammt oder der Patient leidet jetzt an einer „früheren“ Krankheit. Nur leider stimmt das nicht ganz, denn diese Krankheit wurde in ihrem Verlauf durch Antibiotika oder andere Mittel abgebrochen, und das Toxin ist in der Matrix liegen geblieben und nicht ausgeschieden worden. (Denken Sie an das Fieberzäpfchen, das schon Reckeweg als sehr schlecht darstellte.) Wie oft sieht man einen begleitenden Herpes bei manchen Patienten aufflammen. Immer wieder heißt es dann: „Bei Herpes bin ich sehr empfindlich, ich kann mich da leicht anstekken.“ Die ursprüngliche Herpesinfektion wurde mit allen möglichen antiviralen Mitteln vorzeitig abgebrochen und das Toxin örtlich oder/und im Bindegewebe liegen gelassen. In solchen Fällen ist auch die Ignoranz der Beteiligten groß, denn sie müssten sofort wieder auf die Diät ohne Produkte von Kuhmilch und Hühnerei zurückgehen. Schuld ist immer eine Bagatellisierung der Dünndarmschleimhaut und ihrer Produkte (Immunglobuline A und sA). Selten wird das dem Patienten oder den Eltern in diesem Sinne ausgedrückt. Nur selten weiß der Patient, dass diese intermittierenden Störungen von Impfungen stammen können. Ebenso selten werden diese Erscheinungen von Ärzten beobachtet, oder sie werden nicht ernst genommen. Wenn über solche Beschwerden geklagt wird, verniedlichen oder ignorieren das viele Ärzte sehr oft. Es gibt noch weitere Quellen für solche Impfschäden bzw. Blockaden. Nur ist sich der Autor nicht sicher, ob die ernst zu nehmen sind. Das muss nicht immer gleich ein Schaden in der Motorik oder Intelligenz sein. Die vielen kleinen Beschwerden sind ebenso lästig für den Einzelnen und bedürfen des Überdenkens. Man wundert sich auch über Teilleistungsstörungen und weiß nicht, woher sie kommen. Sie können ebenso die Folgen der Impffreuden der Ärzte darstellen. Diese Teilleistungsstörungen überwinden (wieder los zu werden), bedeutet meistens Schwerarbeit für Kind und Mutter. Säuglinge sollten nicht vor dem 6. Lebensmonat geimpft werden und

2) <u>Mehrfachimpfungen sind erst nach dem 12. Lebensmonat anzuraten</u>. Immer Voraussetzung: **Dr. Werthmann Diät** durch 12 Monate geben.

Zusätzlich kommt heute noch dazu, dass nach modernen Ansichten man viele Impfungen auf einmal macht. Hier sind mehrere Impfstoffe in einer Spritze. Das sind nicht nur die bisher schon ärgerlichen Impfungen gegen Diphtherie, Pertussis und Tetanus, sondern vielmehr mehrere virale Impfstoffe. Das erleichtert zwar die Schmerzsymptomatik für das Kind und die Arztbesuche für die Mutter, aber andererseits belastet dieser „kleine“ Mix der Toxine das Bindegewebe und das vegetative Nervensystem gewaltig. Meistens fragt niemand, ob das Kleine eine Darmstörung hat. Noch dazu weiß man viel zu wenig, wie die einzelnen Impftoxine sich gegenseitig beeinflussen, aufheben, schwächen oder verstärken. Man sollte niemals behaupten, das gäbe es nicht. In der Medizin gibt es alles. Schlussendlich soll noch mitgeteilt werden, dass bei einer intakten Darmschleimhaut eine Infektion viel seltener ist als bei einer „normalen“ Dünndarm-Mucosa eines mit Babymilch (Kuhmilchderivat) gefütterten Kindes.

2) Geopathische Verwerfungen

J. Walther hat als erster Geologieprofessor den Ausdruck Geopathie eingebracht. Damit sind die von unterirdischen Wasserläufen ausgehenden pathogenen Wirkungen der sogenannten Erdstrahlen und ihrer Reizzonen gemeint. Hartmann ist der erste Mediziner, der den Einfluss unserer Erde auf Menschen und Krankheitsphänomene aufdeckte. Seine Bücher sollte jeder lesen, der sich mit der Chronizität beschäftigt und das Problem lösen will. Der Name Geopathie drückt viele Sparten aus, die heute bereits Einzelfächer in der Naturheilkunde darstellen. Die Auffächerung geht vom Inhalt des Wassers (Welche Mineralien oder Spurenstoffe sind gelöst? Was machen sie?) bis hin zur Pharmakologie (Wann zeigt die Medikamentenwirkung ihren tageszeitlichen Höhepunkt, wann verstärkt oder schwächt ein Medikament das andere, wie sind die Pharmaka abhängig von Wetter und Klima und vom Essen?). Ortsgebundene Spurenstoffe, im Wasser gelöst getrunken, können unter Umständen im Körper Milieu- und Bodenreize (Verstärker von maskierten Erkrankungen) auslösen und das Körpermilieu verändern. Seit langem ist bekannt, dass über geopathischen Zonen der UKW-Empfang verstärkt oder abgeschwächt wird. Das Vorhandensein geopathischer Zonen und all der pathogenen Wirkungen des Erdmagnetfeldes sind leicht nachzuweisen, nur daran denken muss man. Bitte niemals die UKW-Überlastung durch Handys und Telefunkverkehr ausschließen. Auch die Wirkung von Überlandleitungen gehört in dieses Fach.

3) Zähne können ohne Schmerzen oder Beeinträchtigungen Chronizität fördern

Die Zähne liegen nicht nur im Mittelpunkt des Gesichtes, sondern auch mitten im Geschehen und können arge, aber unheimlich leise wirkende Schäden verursachen. Der Patient merkt meistens wenig davon, deshalb ist die Einsicht in die Bedeutung dieses leisen, aber stetigen Störfeldes extrem gering. Nur im Laufe der Zeit häuft sich der Schaden an. Auch hier ist ein gutes Stück von Arroganz nicht zu verschweigen. Hat ein Patient „Extrawünsche“, so soll das nicht unter „Hysterie“ abgetan werden.

Die ganzheitliche Zahnheilkunde orientiert sich nicht nur an kranken Zähnen, Zahnfleisch, Schleimhaut und Zunge, sondern auch am Patienten mit all seinen Beschwerden. Prinzipiell stehen die Zähne über das Bindegewebe und die Meridiane mit dem Körper in Verbindung, daher können ihre Erkrankungen zu Störungen in anderen Teilen des Organismus führen und umgekehrt.

WICHTIG: Ein kranker Zahn kann die Verstärkung oder die Folge einer (fern lokalisierten) Erkrankung sein. Die Kenntnis der Meridianlehre ist ein Muss für jeden Therapeuten, auch für einen Zahntherapeuten.

Dieser Satz sollte allen Ärzten bekannt sein. Jede der beiden Möglichkeiten verlangt, dass man den auf dem kranken Zahn liegenden Meridian und seine von ihm abhängigen Körperteile sich besonders anschaut. Die heute schon gut ausgebaute Naturheilkunde sollte auch von der Mehrzahl der Zahnärzte anerkannt und ihnen gut und ausführlich bekannt sein. Der Zahnarzt soll wenigstens eine Ahnung von einem Störfeld oder einem Meridian haben und theoretisch von Naturmedizin Kenntnis besitzen. Das ist eine schwierige Hürde, die der einzelne gesundheitsbewusste Patient und/oder Ganzheitsmediziner leicht überbrücken könnte, durch Orthopan (Orthopan heißt gerade, aufrichtig)-Röntgen der Zähne. Die Maschine für das Orthopan-Röntgen läuft außerhalb des Kopfes um die Kiefer herum. Die Zähne werden darauf mit den Wurzeln, ihren Fehlern und Entzündungen auf dem Film abgebildet. Der Autor hat das Glück, dass er mehrere Anhänger der Naturmedizin als Zahnärzte kennt.

Frau Dr. Hermine Kainz-Toifl/Wien war lange Zeit die Lektorin für die österreichische Elektro-Akupunktur Gesellschaft (EAV) und ist zugleich als sehr gute und versierte Zahnärztin bekannt. Der Autor bezieht bei einigen Unterteilungen der Zähne und der

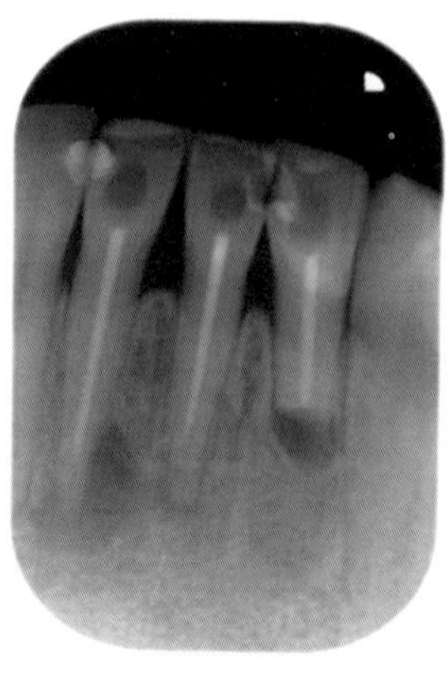

Abb. 7: Wurzelbehandelte Zähne: Orthopanröntgen (Frau Dr. Kainz-Toifl/Wien)

praktischen Zahnheilkunde die Schriften von Dr. Hermine Kainz-Toifl mit ihrer Erlaubnis als Unterlage für eine fachgerechte Aufstellung mit ins Buch ein. An dieser Stelle sei nochmals großer Dank der Kollegin für ihre Arbeiten ausgedrückt.

Es gibt mehrere Fehler im Gebiss bzw. Zahnbereich, die ein Störfeld und die Ursache für die Chronizität sein können:

a) Zahnstellungsanomalien: Jeder Zahn hat mehrere Möglichkeiten, in der Lage im Gebiss falsch angelegt zu sein, etwa durch einen Unfall oder durch Daumenlutschen bzw. durch falsches Kauen eine Stellungsanomalie zu erreichen. Es kann auch eine Stellungsanomalie durch das Vordrücken der Zunge und der nachfolgenden Verbiegung des Kiefers entstehen. Die Zähne können natürlich sowohl in der Stellungsanomalie als auch in der nicht ordnungsgemäßen Prothetik jedes Krankheits-Geschehen beeinflussen und chronisch werden lassen. Zwei häufige und klassische Stellungsanomalien sollen genannt werden: Fehlstellung der Weisheitszähne: Meist sind die Wurzelknospen im Kieferbereich von 8/9 quer oder schief liegend angelegt. Sie spießen sich dann am 7er, kommen nur teilweise an die Oberfläche oder sind so eingebettet, dass sie im Kiefer unter der Schleimhaut verborgen liegen bleiben. Solche Zähne schieben die übrige Zahnreihe in Richtung der Schneidezähne, das gibt Enge bei den Zähnen im Kiefer und kann eine schwerwiegende und chronische Reizung der durch die Zähne laufenden Meridiane bedeuten. Die Tonsillenhypertrophie ist immer die Folge der mehr oder minder leisen Atrophie der Dünndarmschleimhaut. Sie bedingt die häufigste Zahnstellungsanomalie bei Kindern und beginnenden Jugendlichen. Bei der Dünndarmatrophie leiden automatisch auch die Peyer Plaques, das sind Lymphknoten im Abdominalbereich unter der Darmschleimhaut. In den Peyer Plaques werden die Immunzellen bzw. Immunkörper gebildet. Die Darmlymphknoten, speziell die Peyer Plaques, sind zu über 80 Prozent für die Abwehr (Immunität) zuständig. Sobald eine Atrophie der Darmschleimhaut auftritt, verschwinden auch diese Lymphknoten mehr und mehr, und die Abwehrlinie der nächsten Klasse muss einspringen. Das sind die Tonsillen (Polypen) und der Waldeyer Rachenring. Die Tonsillen (Polypen) und die adenoiden Wucherungen schwellen an, dadurch bekommt die Zunge weniger Platz und wird in Richtung der Zähne geschoben. Die Zunge drückt auf die Zahnreihen. Die Zahnreihen bekommen einen Kreuzbiss und der Patient eine richtige Facies adenoides. Diese adenoide Facies zeigt immer einen offenen Mund, denn die Nase ist durch adenoide Vegetationen (Polypen) verstopft. Die Zahnärzte nennen diese Kinder **Lymphatiker**. Durch die **Dr. Werthmann Diät** wird die Schleimhaut des Dünndarmes wieder ganz aufgebaut. Infolge der Reparation der Duodenalmucosa kommt es wieder zur Produktion der Immunkörper, und nebenbei schwellen die Tonsillen (Polypen) wieder ab. Die Folge ist ein kleinerer bis gar kein Druck der Tonsillen auf die Zunge und dieser auf die Zähne. Jetzt kann der Kieferorthopäde die Zähne bzw. ihre Fehlstellung zunächst mit dem Bionator behandeln, und nachfolgend tritt kein Platzmangel in der Zahnreihe auf. Obendrein muss wegen des Platzmangels nun der Vierer nicht extrahiert werden. Dieser Zahnfehlstellungsfehler ist einfach durch die Restaurierung der Dünndarmschleimhaut sehr gut therapierbar. Allerdings muss der Patient lebenslang auf seine Darmschleimhaut achten. Aber das entspricht der normalen Therapie der intestinalen Allergie.

b) Amalgamprobleme

Das Amalgam besteht zur Hälfte aus Quecksilber und zur anderen Hälfte aus etwa gleich vielen Teilen Silber, Kupfer und Zink. Quecksilber ist ganzheitlich gesehen giftig, wenn auch bei den Mengen keine großen Vergiftungserscheinungen bekannt sind. Nur viele Zähne mit Amalgamplomben ergeben auch giftige Mengen. In der Mehrheit erleiden Unmengen von Menschen minimale Vergiftungen, die in der ganzheitlichen Medizin anerkannt sind, jedoch von den Krankenkassen abgelehnt bzw. nicht anerkannt werden. Die Amalgambelastungen äußern sich als zunächst unscheinbare Symptome, die der Therapeut als wenig behandelnswert empfindet. Von Kopfweh bis Bauchschmerzen, von Metallgeschmack bis Elektrisieren bestimmter Kiefer- oder Lippenregionen oder von Belastungen der Schwachorgane finden sich alle Beschwerden wieder. Aus „Überzeugung“ und Kassenvorschrift wird das Amalgam trotzdem von der Mehrzahl der Zahnärzte selbst im 21. Jahrhundert noch verwendet. Man sollte als Zahnarzt dem Patienten klarmachen, dass weniger giftiges Glasjonomer für ihn vielleicht besser sein kann, aber selbst zu bezahlen ist.

Bevor das Amalgam in den Zahn gelegt wird, werden die einzelnen Bestandteile gemischt, dabei entsteht ein Gemisch von Legierungen aus edlen und unedlen Metallen, aber keine einheitliche Legierung. Die beste Lösung wäre, keine Amalgamfüllungen zu machen.

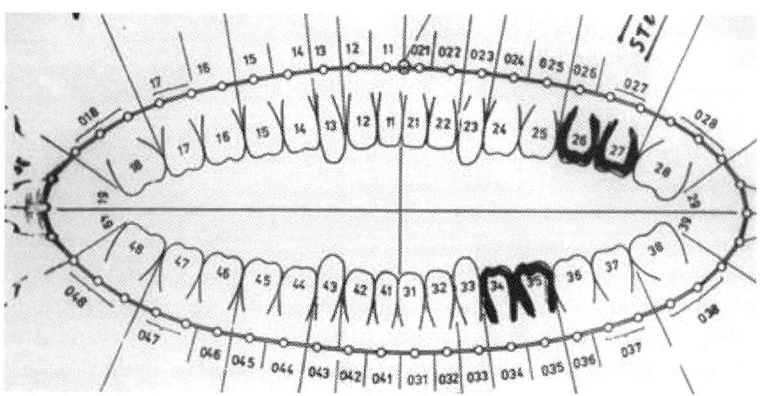

Abb. 8 Gebiss-Schema mit seinen nummerierten Zähnen

Wie geht man bei der Entfernung von Amalgam vor?

Um ein Gebiss von Amalgam zu befreien, sollte man immer nur einen Quadranten des Gebisses in einer Sitzung bearbeiten und frühestens nach 1-4 Wochen den nächsten Quadranten bearbeiten. Ein Quadrant ist immer eine Hälfte des Ober- oder Unterkiefers.

Demnach besteht das Gebiss aus 4 Quadranten. Grundsätzlich geht man nach der Anordnung der Quadranten vor: 1 und 4, dann 2 und 3. Also zuerst die rechte Oberkiefer- und die rechte Unterkieferhälfte, dann die linke Oberkiefer- und die linke Unterkieferhälfte vornehmen.

Man wird langsam vorgehen, denn ein rasches Entfernen kann die chronische Krankheit und die Regulationsfähigkeit des Patienten verschlimmern. Wenn man die Chronizität behandeln will, dann muss man auch die Benennung der Zähne wissen. Andernfalls kann man dem Zahnarzt nicht mitteilen, welcher Zahn nach Meinung des Patienten und des Arztes entfernt gehört. Das Gebiss des Patienten wird in vier Quadranten eingeteilt. Demnach werden die Zähne immer folgendermaßen gezählt: Zuerst kommt die Quadrantenzahl also 1, 2, 3, 4 und dann die Zahl der Zähne, die immer von der Medianebene an (von den Schneidezähnen in Richtung Weisheitszahn) gezählt werden. Man fängt im rechten Oberkiefer an: 1-1, 1-2, 1-3, 1-4, 1-5, 1-6, 1-7, 1-8, und die Zähne linkes Oberkiefer: 2-1, 2-2 bis 2-8 und so weiter.

Quecksilberteilchen können jederzeit den Standort eines Metaboliten von der Depositionsphase in die Imprägnationsphase vorbereiten. Damit ist der Metabolit rechts vom Biologischen Schnitt und nicht mehr aus dem Körper zu bringen. Amalgame sind auch ein chronischer Reiz, der ein chronisches (tuberkulinisches) Geschehen vorbereiten kann.

Nun beginnt eine chemische Reaktion: Quecksilber bindet sich an SH-Gruppen (Sulfhydrylgruppen = Thiole oder Mercaptane) von Enzymen, die prinzipiell für eine von der Natur körpereigene Entgiftung auch vorgesehen sind. Ist dieser Mechanismus der Entgiftung bereits überlastet (auch andere Schwermetalle werden so aus dem Körper eliminiert), dann werden weitere, nicht für diesen Vorgang bestimmte Enzyme blockiert. Die Folge ist eine dramatische Beeinflussung wichtiger Stoffwechselvorgänge. Es können auch Pilzkulturen im Körper für die Schwermetallentgiftung eingesetzt werden. Noch dazu, wenn eine schwere Störung der Dünndarm-Schleimhaut vorliegt. Welche Variante der Entgiftung der Körper versucht, kann man nicht voraussagen.

Die Empfindlichkeit gegenüber Amalgam hängt generell ab von:

- Der Konstitution
- Stress
- Der Zahl der Füllungen im Mund
- Psychischen Belastungen
- Der Zahl der verschiedenen Metalle im Mund (Gold, Silber, Amalgam, Kupfer)
- chronischen Erkrankungen
- Sonstigen Schwermetallbelastungen,
- Elektrosmog
- Vitamin- und Spurenelementzufuhr
- Akuten Infektionen
- Ernährungsbedingten Belastungen
- Allergien, Medikamentenallergien

Wann denkt man als Therapeut an eine Belastung durch Amalgam?

Zahnärztliche Symptome:

- Mundgeruch oder schlechter Geschmack am Morgen
- Metallgeschmack
- Batteriegefühl beim Essen (wird durch Zusammentreffen von Metallbesteck mit Metallfüllung, Amalgamfüllung + Goldfüllung im Gebiss noch verstärkt)
- Brennen von Zunge und Schleimhaut
- Verfärbung von Zahnfleisch und Wangenschleimhaut

Allgemeinsymptome

- Chronische Müdigkeit
- Infektanfälligkeit
- Konzentrationsprobleme
- Kopfschmerzen
- Muskel- und Gelenksschmerzen
- Unerfüllter Kinderwunsch, chronische Erkrankungen
- Diabetes, Polyarthritis, Rheuma, Multiple Sklerose
- Herpes, Aphten etc.
- Tumorerkrankungen

Das Problem der Schwermetallbelastungen durch zahnärztliche Wirkstoffe ist komplizierter, als es in den Medien dargestellt wird. Eine Belastung des Körpers durch die Freisetzung von Amalgam bzw. dessen Anteile Quecksilber, Kupfer, Silber, Zinn, und gegebenenfalls Zink kann in der Mundhöhle durch elektrolytische Vorgänge, durch mechanischen Abrieb oder durch Inkorporation bzw. durch Entfernen einer Amalgamfüllung entstehen. Weitere Schwermetallbelastungen (z.B. Quecksilber) erfolgen über die Nahrungsaufnahme. Nur die fachgerechte ärztliche Betreuung vermeidet Misserfolge und weckt keine falschen Hoffnungen. Die individuelle Betreuung des Patienten ist besonders wichtig. Zuerst soll das Amalgam aus dem Gebiss entfernt werden, wobei man immer pro Sitzung die Zähne eines Quadranten des Gebisses macht, um den Patienten nicht zu überlasten. Man kann evtl. nach Wunsch des Patienten das Amalgam durch Glasjonomer-Zement ersetzen. Dadurch werden elektrische Spannungszustände im Mund vermieden. Später wird man an eine Edelmetallfüllung denken. Erst dann kann man über ganzheitliche Medikamente das Amalgam aus dem Bindegewebe und aus dem Zellinneren entfernen. Das bedeutet immer eine monatelange Prozedur. Wichtig ist es, immer die Regulationsfähigkeit des Körpers zu bedenken und darauf Rücksicht zu nehmen.

Formen der Quecksilber-Amalgam-Entgiftung

Das Entfernen der Quecksilber-Amalgame ist unter den Naturheilkunde-Ärzten bekannt. Sie versuchen das auf verschiedene Arten. Nur leider versucht ein Großteil der Therapeuten die Entfernung des Amalgams ohne wirkliches Wissen, wie das geht. Daher soll die Methode extra vorgestellt werden. Am wenigsten Amalgam atmet der Patient ein, wenn vorher das im Zahn verarbeitete Amalgam unter Atemschutz des Patienten herausgebohrt wird. Die folgende Untersuchung wurde bereits bei Vorstellung er EAV erwähnt unter dem Motto: Der Körper (der Darm) merkt sich alles (vom ersten Tag des Daseins bis zum Lebensende).

Isopathischer Umkehrwert:

QUECKSILBER ENTFERNUNG

UMKEHRWERT

EAV KINESIOLOGIE (GEKREUZTER ARMLÄNGENTEST)

WICHTIG FÜR DIE AUSLEITUNG VON SCHWERMETALLENALS SICHERHEIT

= DER WERT, DER KEINE ERSTVERSCHLIMMERUNG VERURSACHT

= DER WERT, DER WEDER ZUSTIMMUNG NOCH ABLEHNUNG KENNT

= EIN HOMÖOPATHISCHES (ISOPATHISCHES) PHÄNOMEN DES STOFFES VON GIFT >>>>> HEILMITTEL

= BEZUGSPUNKT FÜR DEN GRAD DER INTOXIKATION

= KONTROLLWERT FÜR DEN GRAD DER ENTGIFTUNGSBEHANDLUNG

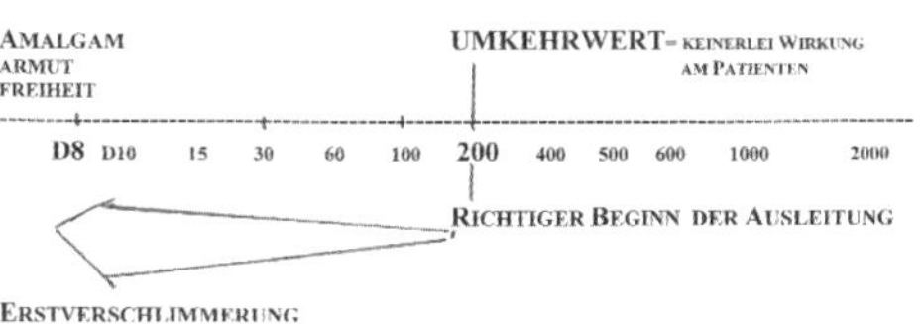

Abb. 9: EAV: Umkehrwert als Hilfe für Amalgamentgiftung nach Schlosser. Aus Zeitschrift f. Biolog. Zahnmedizin 8,1 (1992)

Will man per Elektroakupunktur eine Amalgamentgiftung durchführen, muss man vorher den *isopathischen Umkehrwert* als Maß für die Intoxikation mit Amalgam bzw. Amalgamanteilen feststellen. Diese Feststellung ist auch für einen Therapeuten wichtig, der nicht die Elektroakupunktur betreibt. Das heißt, man muss mit hohen Potenzen der Nosoden beginnen. Man muss bei dem Messpunkt mit der Nosode anfangen, die keine Erstverschlimmerung mehr verursacht. Der Wert ist so hoch, dass er weder Zustimmung noch Ablehnung beim Patienten verursacht. Es ist zugleich der Wert, bei dem das Gift zum Heilmittel wird. Er ist zur selben Zeit der Bezugspunkt für den Grad der Intoxikation. Zugleich kann man ihn für den Grad der Entgiftungsbehandlung nehmen. Dabei gibt es keine sogenannte Erstverschlimmerung. Den isopathischen Umkehrwert fand der Elektroakupunkteur Dr. med. dent. Schlosser. Neben dem therapeutischen Vorteil einer nicht schädigenden Therapie fand er auch das wichtige Naturgesetz bestätigt:

Der Körper vergisst nichts. Gibt man einen von Amalgam entgifteten Patienten natives Amalgam in die Hand und misst den isopathischen Umkehrwert, lässt sich der ursprüngliche Höchstwert vor der Entgiftungsbehandlung wieder reproduzieren. Diese Wahrheit bemerkte auch Dr. Reckeweg mit seiner Homotoxikologie. Sie ist vor allem für Menschen wichtig, die an einer Allergie leiden. Das sollte sich vor allem jeder Patient merken, der eine Allergie „einmal als Kind" hatte. Sie besteht bis zu seinem Tod, weil der Körper nichts vergisst.

Wenn der Umkehrwert nach der Amalgamentfernung nicht dauerhaft bis zur D8 und darunter abgesenkt werden kann, muss angenommen werden, dass noch Amalgam, z.B. unter Kronen, vorhanden ist.

Weitere Möglichkeiten, das Amalgam aus dem Körper zu entfernen sind:

DMPS: Di-Mercapto-Propan Sulfonat
DMSA: Meso-2, 3- Di-Mercapto-Succinyl Säure
Beide besitzen Sulfhydrylgruppen, an denen Schwermetalle gebunden werden können.
NAC = N-Acetyl-Cystein. Besitzt eine Sulfhydryl-Gruppe und ist daher weniger aggressiv.

Chelattherapie ist eine EDTA-Therapie, wobei ebenso das EDTA das Schwermetall bindet.

L-Cystein ist Bestandteil des Glutathion, hat Schwefel im Molekül und besitzt eine antioxidative Wirkung. Es ist im Strukturprotein des Bindegewebes, der Muskeln und der Knochen enthalten. Dabei sind zwei Cystein-Moleküle über ihre Schwefelgruppe und eine Disulfidbrücke miteinander verbunden. Die stabile Brücke gibt diesen Geweben Festigkeit. Ebenso hilft das L-Cystein bei der Fettsäure-Synthese. Außerdem werden die Leukotriene unterstützt, die als chemische Mittler bei der Abwehr des Immunsystems gegenüber Entzündungen wirken. Sie lenken und verstärken die Wirkung der Leukozyten. Sehr wichtig ist auch der Aufbau von Taurin. Dieser Stoff spielt eine wichtige Rolle im Nerven-, Verdauungs- und Kreislaufsystem (besonders bei Neugeborenen).

Das Cystein ist wichtiger Bestandteil der Ausleitung.

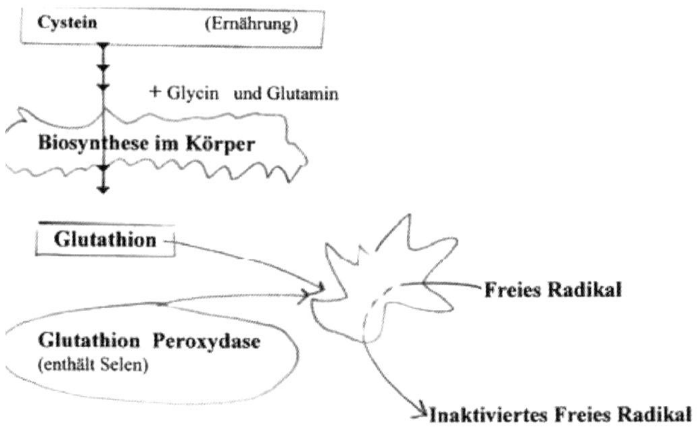

Abb. 10: L-Cystein, Ausscheidung von Schwermetallen

c) Wurzelbehandlungsprobleme

Bei der Wurzelbehandlung wird immer zunächst der zugehörige Nerv gezogen. Dann wird der Hauptkanal der Wurzel ausgebohrt, die Seitenkanäle bleiben im ursprünglichen Zustand und sind deshalb auch mit Bohrschlamm gefüllt, der das Entzündungsmaterial und die Reste des Bindegewebes beinhaltet. Der Kanal kann noch so gut gereinigt werden, aber den Inhalt von den vielen extrem kleinen Seitenkanälen kann man nicht entfernen. Schauen sie bitte die Abbildung (Abb. 11, Seite 64) verschiedener Wurzeln an, die nur in einem kleinen Teil für eine Wurzelbehandlung angebohrt werden können; der Rest bleibt unrein durch Bohrschlamm und Bakterien. Solche Wurzeln müssen bei einer allfälligen Wurzelbehandlung sofort total entfernt werden. Blum, Michaildesco und Abadi wiesen 1997 nach, dass nur die Hauptkanäle gereinigt werden können. Die Sterilität kann nie erreicht werden. Der Durchmesser der Dentintubuli ist zu klein. Es ist fast unglaublich, aber wahr: Die Herausforderung, die Dentinkanäle durch eine chemische Desinfektion befriedigend zu klären, konnte ebenfalls nach Moritz et al. 1997 nicht nachgewiesen werden. Schon 1993 hat Vahdaty mit Streptococcus fäcalis bewiesen, dass zwar eine Reduktion der Bakterien erreicht wurde, aber 50 Prozent des untersuchten Dentins infiziert blieben. Daher ist eine Wurzelbehandlung immer ein Störfeld. Der Mix in den Seitenkanälen besteht aus dem Bohrschlamm und dem Bindegewebe (Arteriole, Lymphgefäß und Nerv) und ist der beste Boden für den Endobionten (Pilz Mucor racemosus), der dann sein „Unwesen" treiben kann. Das Füllungsmaterial, das bei der Wurzelbehandlung in den Zahn bzw. in den Wurzelkanal eingeführt wird, besteht aus neun verschiedenen Substanzen (nach Angabe von Zahnärztin Frau Dr. Kainz-Toifl). Eine Substanz davon ist sicher „gefährlich", da sie die Wurzelbehandlung als röntgendicht darstellen muss. Wurzelfüllungen sind immer und in jedem Fall für chronisch Kranke, besonders für krebskranke Menschen, gefährlich. Sie erzeugen eine chaotische Energie, die auf dem dafür verantwortlichen Meridian weitergeleitet wird.

Wurzelspitzenresektion: Bei einer Entzündung an der Wurzelspitze (Granulom) wird der Entzündungsherd entfernt. Der Wurzelkanal wird gefüllt, der Zahn wird anschließend mit einer Füllung oder Krone versorgt. Die Wurzelspitzenresektion ist bezüglich der Gefährlichkeit bei Krebserkrankungen der Wurzelbehandlung gleich zu stellen. Der Zahn muss extrahiert werden. Das ist bezüglich Carcinom die sauberste und nach Meinung des Autors die beste Lösung.

<u>Wichtig</u>: Wenn bei chronischen Krankheiten und vor allem bei Krebskranken der entsprechende Zahn wurzelbehandelt ist, muss man diesen mitverantwortlichen (=der Zahn, der auf dem Meridian liegt, der ebenfalls das krebskranke Organ berührt) Zahn extrahieren und anschließend die Wunde bis zum weiß glänzenden Knochen kurettieren. Andernfalls bleiben Entzündungsreste am Knochen oder auf der Knochenhaut bestehen. Dadurch kann jederzeit eine „fettige Degeneration" (gefunden und beschrieben von Dr. VOLL 1950) entstehen. Auch nach amerikanischen Forschungen steht heute fest, dass eine <u>fettige Degeneration</u> entsteht. Dieses Leiden wird auch als NICO (Neuralgia Induced Cavitational Osteonecrosis) bezeichnet. Die Übersetzung sagt aus, dass nach einer Zahnextraktion, besonders nach einer Extraktion eines wurzelbehandelten Zahnes ein neues Störfeld nachkommen kann. Es ist dann nicht die Extraktionsnarbe, sondern ein eigenes Störfeld in der Tiefe auf dem Knochen. Es ist sehr hartnäckig und kann sich im Lauf der Jahre sogar über mehrere Zahnfächer aus-

dehnen. In einem normalen Röntgenbild sieht man das nicht, sondern man muss eine Ultraschallaufnahme machen, um die fettige Degeneration oder NICO im Wurzelbett zu erkennen. Dr. Voll hat das ursprünglich „nur“ mit seiner Elektroakupunktur-Messung erforschen können. Der Autor vertritt heute die Meinung, dass besonders im Falle einer Krebserkrankung zunächst nur der verantwortliche wurzelbehandelte Zahn, der auf dem Meridian des erkrankten Organs liegt, sofort extrahiert werden soll, und alle anderen Zähne mit Wurzelbehandlungen im Gebiss des Patienten postoperativ (nach Entfernung des Krebsgewebes) folgen sollen.

Wenn zum Nachteil des Patienten das carcinomatöse Gewebe nicht total wegoperiert werden konnte, so ist wenigstens das Wachstum des Carcinoms nach Entfernung des hauptverantwortlichen wurzelbehandelten Zahnes deutlich weniger schnell und weniger ausgedehnt. Nach Beobachtung des Autors kommt kein neues Carcinom nach. Der jetzige Kompromis, bei dem lediglich der verantwortliche wurzelbehandelte Zahn auf dem Meridian extrahiert wird, wurde schon zu Zeiten von Dr. Voll, dem Erfinder der Elektroakupunktur (EAV) und zugleich dem ersten Arzt, der diese Radikallösung verlangte, nach starkem Drängen der Zahnärzte und mit Rücksicht auf die Patienten und letztlich auch auf die Zahnärzte, empfohlen.

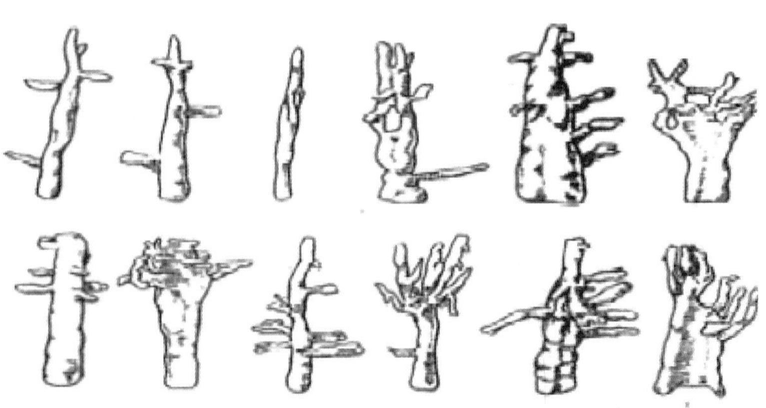

Abb. 11: Verschiedene Zahnwurzeln

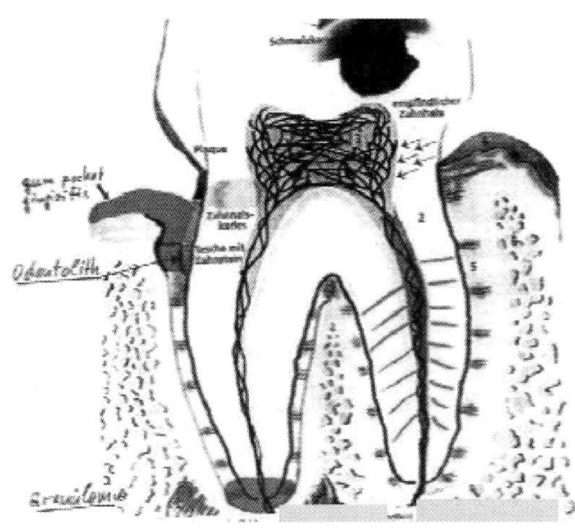

Abb. 12: Ein rechtsseitig wurzelbehandelter Zahn mit einem Granulom am Apex, linksseitig eine Zahnfleischtasche und rechtsseitig ist der Hauptkanal mit den kleinen Seitenkanälen zu sehen. Die Zeichnung stammt vom Autor.

Für Dr. Voll war und für den Autor ist das der kleinste mögliche Kompromiss, der allerdings dem Autor durch Beobachtung solcher Fälle nicht die volle Sicherheit gibt, dass der Patient dann vor dem Fortwirken des Carcinoms und in Folge vor dem Auftreten der Metastasen (Tochtergeschwülsten) gerettet ist. Einerseits hält sich der Patient nicht immer streng genug an die Auflagen. Andererseits erzeugen alle Wurzelbehandlungen die gleiche chaotische Energie (Dr. Peter Dosch), und das Füllungsmaterial ist sowieso giftig, daher können im Extremfall solche chaotischen Zähne auch von weither stören. Der Autor greift wieder zu der von Dr. Voll ursprünglich verlangten Methode, lässt nach und nach alle Zähne mit Wurzelbehandlungen extrahieren und erreicht damit immer einen guten und dauerhaften Erfolg bezüglich des Ausbleibens von Metastasen. Daher ist es für den Autor ein Gesetz: Zuallererst muss der wichtigste wurzelbehandelte Zahn, der am Meridian liegt, an dem das kranke Organ hängt, entfernt werden. Nach der operativen Entfernung der Krebsgeschwulst müssen letztlich alle Wurzelbehandlungen, alle Granulome und alle Wurzelresektionen entfernt werden. Das sind alle Zähne mit einer Wurzelbehandlung. Die Patienten konnten nach der Tumoroperation und der gleichzeitigen Granulom- oder Wurzelbehandlungsextraktion ohne Krebs noch viel länger (im Durchschnitt mehrere Jahre bis mehrere Jahrzehnte) als die von den Ärzten voraus gesagte Zeit weiterleben. Teilweise starben die so behandelten Kranken an anderen Erkrankungen, die nichts mit dem Krebsorgan zu tun hatten. Auf jeden Fall bekamen sie keine Metastasen. Sie benötigten wesentlich kleinere Dosen von Chemotherapie und blieben dabei viel frischer. Teilweise wurden keine Chemotherapien von den Patienten erlaubt bzw. von diesen abgelehnt und sie hatten denselben Erfolg. Sie hatten und haben sicher eine positive Veränderung gegenüber der Ausgangssituation. Trotzdem ist nach Meinung des Autors der heutige „Kompromiss" für den Krebskranken immer zu wenig, da die Krebszellen sehr sensitiv sind und noch immer einen Reiz von den übrigen „Störfeldern" bekommen können. Dazu kommt, dass die Chemotherapie die Abwehr und Immunität deutlich schwächt und daher eine noch größere Sensibilität gegen negative Reize besteht. Lassen Sie die Krebskranken keine Eier oder Tiermilch essen, da diese Nahrungsmittel eine Menge Wachstumshormone beinhalten.

Auch das Granulom ist ein starker Störreiz und gehört extrahiert. Nur muss man beim Besuch des Zahnarztes immer das Orthopanröntgen verlangen, sonst sieht man die Anfänge der Granulombildung nicht. Zudem schmerzt das Granulom heute nicht mehr wie es vor 20-30 Jahren der Fall war. Denn heute ist das Bindegewebe so verschlackt, dass diese Schmerzreize nicht mehr den Weg zum Gehirn finden. Generell muss gesagt werden, dass auch Wurzelreste und Amalgamreste im Kiefer oder das schon erwähnte NICO bzw. liegende Zähne ein Grund zur Störfeldbildung sein können. Wichtig ist, dass man das ernste Problem Kiefertaschen als Patient und auch als Arzt ernst nimmt und einen Weg zur Beseitigung desselben vorschlägt. Wenn man Kiefertaschen oder das Amalgam entfernen lassen will, geht man zu einem ganzheitlichen Zahnarzt. Nur er weiß, worauf es ankommt, und nur er wird vorsichtig beides entfernen können.

In den Tafeln über „Empirische Zusammenhänge zwischen Odontonen und Organ / Krankheiten", die ursprünglich von Dr. Voll in Zusammenarbeit mit den Zahnärzten Dr. Schimmel und Dr. Kramer erarbeitet wurden, können Sie nachschauen, welches Organ am einzelnen Meridian und welcher Zahn von dem entsprechenden Meridian besetzt ist. Die Tafeln bekommen sie in naturheilkundlich eingerichteten Buchhandlungen. Über das Studium dieser Tafeln ersieht man, wie weit entfernt oft das Störfeld und das gestörte Organ liegen. Die einzelnen Fakten kann man unter den tuberkulinischen Organen nachlesen.

Da das Wort Maskierung immer wieder genannt wird, möchte der Autor die Erklärung nochmals in Erinnerung rufen:

Die **Maskierung** einer Krankheit heißt, dass ein anderes Schwachorgan für den eigentlich kranken Körperteil einspringen muss. Der wirklich oder nicht bis wenig agierende kranke Körperteil (Dünndarmschleimhaut) lässt ein anderes Organ für seine Schwäche einspringen und arbeiten.

Nach Dr. Reckeweg eine mögliche Definition: Die Vikariation ist das Verschieben eines Leidens auf ein Organ eines anderen Keimblattes.

4) Allergien

Der Darm ist unser wichtigstes Immunorgan.
Der Darm (Körper) merkt sich alles.
Der Darm ist die Grenze zwischen Soma und Psyche.

Obige Sätze sind die drei Weisheiten, die alle Therapeuten wissen sollten.

Es sind die wichtigsten Sätze im ganzen Buch, denn die Immunitätsbildung wird von den meisten Menschen nicht im Darmorgan, sondern in den Tonsillen oder der Leber vermutet. Damit ist der Darm bezüglich der Immunität noch immer ein Außenseiter. Das ist falsch! Dabei hat er viele Möglichkeiten, eine Chronizität zu initiieren.

Wenn z.B. im Alter oder durch eine andere Krankheit bzw. durch eine Dünndarmresektion die atrophe Darmschleimhaut zu wenig oder kein Immunglobulin A (IgA oder sIgA) erzeugt und sezerniert, dann ist der Mensch für chronische Krankheiten anfälliger.

Bei älteren Patienten gibt es eine weitere Möglichkeit bei der Dünndarmschleimhaut-Atrophie und ihrem Drang der Maskierung. Natürlich ist auch in diesem Fall die deutlich verminderte IgA-Sekretion die reale Ursache. Wichtig erscheint, dass man die Therapeuten aufmerksam macht, dass man für Babies und größere Kinder vor 20 und mehr Jahren teilweise die Kuhmilch noch mit Wasser halbiert und Gries eingekocht hat. Damit ist jeder ältere Patient auf Kuhmilch allergisch. Sobald man im Übermaß die Kuhmilch trinkt oder Milchspeisen isst, wird die Darmschleimhaut in ihrer Neigung zu rebellieren, allergisch reagieren.

Also bitte bei der Therapie der chronischen Krankheiten auf die **Dr. Werthmann Diät** achten. Wenn Sie nebenbei noch Isotherapie verordnen (vielleicht Sanum-Präparate), wird der Erfolg am Schwachorgan deutlich vergrößert. Sojamilch gab es vor 20 Jahren nicht. Diese Tatsache dürfen wir heute nicht vergessen. Nicht nur die moderne Reklame über evtl. Milchspeisen, sondern auch die alten Gewohnheiten sollte man bei älteren Patienten beachten. Die **Dr. Werthmann Diät** (Diät ohne Produkte von Kuhmilch und Hühnerei) ist vor allem in Altersheimen fast nicht bekannt, sollte aber. Die älteren Patienten würden wesentlich länger leben, wenn sie diese Diät streng halten.

Die Allergien sind nach dem Amalgam-Problem das weitest verbreitete Kapitel der Störfelder und Maskierungen. Es ist zugleich eine Materie, der nur wenige Menschen Glauben schenken. Laut den Erfahrungen des Autors hat jede Allergie ihren Ursprung generell im Intestinum. Daher beginnt jede Allergie als intestinale Allergie. Bereits im Mutterleib beginnt das Leiden. Das haben amerikanische Pathologen bei der Obduktion von zehn Wochen alten Aborten beschrieben. Unter Allergien fallen in erster Linie die intestinalen Überempfindlichkeiten, da diese immer unmittelbar postpartal und nicht selten schon in fetaler Zeit beginnen. Das wollen die wenigsten Eltern glauben. Es kostet viel Energie seitens des Therapeuten, all die Ablehnungen der betroffenen Eltern zu ertragen. Es ist ihr Körper und letztlich ihre Lebensfreude, aber die Maskierung wollen sie nicht anerkennen. Nur der Leidensdruck macht sie willig. Ich möchte mich bei den vielen Vätern bedanken, denn sie haben ein positiveres Denken und sind strenger bei der Einhaltung und willigen schneller ein, die **Dr. Werthmann Diät** zu halten. Die Allergie ist eine Andersreaktion des Organismus (Pirquet 1906), eine veränderte (gesteigerte oder verminderte) Reaktionsweise, die zu krankhaften Immunreaktionen (Überempfindlichkeitsreaktionen) infolge einer Sensibilisierung durch ein Allergen führt. Bei den Maskierungen der Darmallergien fängt schon gleich nach der Geburt der Zweifel der Ärzte an, soll man das als maskierte Darmallergie anerkennen oder nicht. Vielleicht hätten sie mehr Vertrauen in das Wort Vikariation. Der Satz „Der menschliche Körper merkt sich alles" wird beinahe von fast allen Therapeuten und Patienten vergessen. Nur der Körper (Darm) kann das nicht.

Eine Allergie ist immer eine überschießende Reaktion.

Eine Intoleranz ist lediglich eine Abbaustörung, aber eine Folge der Allergie.

Die Grundlage für die Maskierung und ihre Krankheitserscheinungen verschiedener Art ist folgender Umstand: welches Organ wird bei der Allergie zum die Symptomatik prägenden Schockorgan? Weiters hängt es im Falle der Beteiligung zirkulierender Antikörper (AK) von der Reaktion ab und von der Lokalisation der Antigene. Im Falle der Beteiligung zellulärer (=fixierter) Antikörper hängt es von deren Sitz ab, wobei meist eine vaskuläre, das heißt eine an den Gefäßwänden ablaufende Reaktion vorliegt. In der spezifischen Anfangsphase erfolgt die Bildung von Immunkomplexen und die Freisetzung bzw. Aktivierung von Mittlersubstanzen (Mediatoren: H-Substanzen, Komplement, lyosomale Leukozytenenzyme, Lymphokine). Nachfolgend treten dann unspezifische Mediatorenwirkungen mit Folgereaktionen und entsprechenden Manifestationen auf. Besonders deutlich ist das bei der Bildung von Juckreiz, die später erklärt wird.

Eine Tatsache aus meiner über 50jährigen Erfahrung als Kinderarzt und Gastroenterologe muss klar gesagt werden:

Jede Allergie hat ihre Ursache in den ersten zwölf Lebensmonaten.

Die ersten 12 Lebensmonate sind rein äußerlich sehr schön für das Kind, mit dem Essen ist das aber eine schwere Zeit. Der Immunapparat muss aufgebaut werden, die Darmflora muss sich neu gestalten und zusätzlich muss der kleine Spross auch noch wachsen, sowohl somatisch wie auch psychisch. Die Muttermilch ist für den Menschen die einzige artgleiche Milch. Allerdings können in der Muttermilch für das Baby bereits die ersten Fremdkörper und/oder Fremdmilch- oder Hühnereipartikel proteinartiger Natur (Mutter isst Produkte aus Kuhmilch und Hühnerei) sein. Auf jeden Fall werden in den Geburtenkliniken in der Zeit des Milcheinschiessens Milchprodukte ohne einen Gedanken an eine erbgenetische oder fetal vorgebildete Allergie gegen Milchprodukte verfüttert (unbewusst/bewusst). Heute werden diese Vorgänge schon weniger, denn allmählich lässt sich die Kuhmilch-Allergie nicht mehr vertuschen. Selbst die sogenannte HA Milch (**H**ypo **A**llergene Milch) beinhaltet verschieden große Milchpartikel, also Kuhmilchanteile. Der Name hypoallergen besagt schon, dass ein Teil eines Allergens noch vorhanden ist. Der Hintergrund des Verkaufes einer solchen Milch ist der Gedanke, dass bei Zertrümmerung des Milchproteins unterhalb der Größe von 1000 Dalton keine oder eine deutlich weniger starke Allergie entstehen kann. Nur das gelingt nicht so klar, sodass auch größere Partikel in dem Milchpulver enthalten sind und eine allergische Reaktion auslösen können. Die Größe der Partikel ist makroskopisch nicht ersichtlich. Wenn die stillende Mutter eines allergischen Kindes Kuhmilch oder hypoallergene Milch trinkt, gelangen die Milchanteile auch in die mütterliche Brust und so in den Säugling, der mit Veränderungen an Haut, Lunge oder Darm reagiert. Eine andere Möglichkeit diese Fremdstoffe bzw. Fremdmilchteile zu akquirieren ist, wenn die Mutter nicht stillen kann. Dann werden Produkte gefüttert, die üblicherweise Kuhmilchabkömmlinge sind. Das führt sehr schnell zu Darm-Allergien und möglicherweise zu ihrem maskierten Auftreten. Die Ärzte und Mütter merken das nicht oder sehr spät. Meistens wollen sie gar nicht an die Möglichkeit einer Allergie erinnert werden und glauben es nicht. Aber in dieser Zeit wird die

Allergiebereitschaft eines Menschen gebahnt. Die frühkindliche Allergie kann mehr oder minder stark sein. Die Folgen sind oft einschneidend, werden aber meistens durch die Maskierung nicht als Allergie erkannt. Oft werden die Maskierungen als Infektionsschnupfen oder als Verkühlung bzw. als Neurodermitis missdeutet bzw. einfach ignoriert. Bitte fragen sie immer die Patienten, ob sie ähnliche Erscheinungen bereits in der Kindheit hatten oder ob ihnen von ähnlichen Symptomen in dieser Zeit erzählt wurde. Immer wieder sieht man, dass der Körper schon sehr früh das Schwachorgan kennt und es ausnützt. Bei einzelnen Kindern kann man der Mutter nachweisen, dass ihre Kinder bereits in der Schwangerschaft allergisch reagiert haben. Das vorgegebene Muster zieht sich durch das gesamte Leben hindurch, und selbst ältere Patienten weisen oft die allergischen Reaktionen seit der Jugend auf. Die Allergene, die ein Säugling in den ersten 12 Monaten bekommen kann, werden Primärantigene (Milch, Hühnerei, evtl. Weizen, Roggen, Gluten) genannt. Die Maskierungen der Darmallergien werden später besprochen. Sehr oft meinen Ärzte und Mütter, ihre Säuglinge bekämen dann **eine Allergie gegen Sojaprodukte**. Grundsätzlich ist das möglich, allerdings sieht der Autor diese Allergie nicht bei Sojaprodukten, die in der Apotheke gekauft werden. Die meisten Mütter kaufen die Sojamilchprodukte im Reformhaus oder Bioladen, und nicht die Baby-Sojamilch in der Apotheke. Die Baby-Sojamilch ist eine Pulvermilch, hergestellt nach den Ansätzen der Muttermilch, also gleiche Anteile von Kohlenhydraten, Proteinen und Fetten. Die Sojamilch im Bio- oder Reformladen hat eine gewisse Fetthaltigkeit, und diese große Fettmenge kann der Säugling nicht absorbieren. Die Folge ist Speien oder Durchfall. Das werten dann Arzt und Mutter als Zeichen der Allergie. Leider ist das Essen nur zu fett. Solange die Eltern für das Kind MILUPA SOM oder HUMANA SL benützen, kann nach meinen Erfahrungen nichts passieren.

5) Zellwandlose Formen (CWD= Cell wall deficient forms)

Es gibt Zellen oder besser Mikroben, die zwar eine Zellmembran besitzen, die aber die Zellwand verloren haben. Diese Sonderformen kommen sowohl in der Natur vor (z.B. Mycoplasmen, Chlamydien, Rickettsien); sie können auch vom Menschen erzeugt werden. Im Labor kann beim Anfertigen eines Blutausstriches die kurze Erwärmung bewirken, dass Bakterien durch ihren Fettgehalt zu CWD schmelzen. Aber auch Antibiotika oder Antirheumatika können CWD erzeugen. Dieser Vorgang ist sehr bedeutend, denn die Zellwand ist der Träger von allen Identitätszeichen. Wegen der fehlenden Zellwand besitzen die CWD keine Antigenmerkmale, daher gibt es keine Antikörperbildung des Organismus. Auch das normale Mikroskop kann sie nicht erfassen. Sie werden nur über das Elektronenmikroskop und über eine bestimmte aufwendige Färbung (Chrom-orange) sichtbar. Wichtig ist, dass jeder Bakterienstamm oder jede Pilzform eine Zellwandlose Form bilden kann. Selbst der Tuberkelbazillus bildet CWD. Die Zellwandlosen Formen fand man schon zu Professor Enderleins Zeiten; sie bilden sich seither wesentlich häufiger und stellen heute eine moderne Form des Pleomorphismus dar. Pleomorphismus heißt, dass dieselbe Mikrobe oder der Pilz je nach Milieu eine andere Form (Gestalt) besitzen kann. Man denke nur an den Schmetterling, der aus dem Ei über eine kriechende Raupe und dem Kokon ein fliegender Schmetterling wird. Die Zellwandlosen Formen stellen zwar dieselbe Mikrobe dar, aber sie besitzen eine andere Gestalt, das heißt sie schlüpfen in die Überlebensform – CWD. Als Zellwandlose Form sind sie von Medikamenten nicht mehr angreifbar. Sie sind auch für das normale Labor und somit für den Praktiker unsichtbar, besser gesagt: „Sie sind zwar anwesend, aber nicht nachweisbar". Allerdings muss man dazu sagen, dass die CWD für die meisten Praktiker noch nicht so bekannt sind und daher auch gar nicht an diese Möglichkeit gedacht wird. Man gibt gedankenlos Antibiotika und weiß nicht was „antibiotikaresistent" bedeutet. Wenn die antibiotische Therapie ohne Erfolg auf die Mikroben ist, müsste man sich fragen, ob die Mikroben wirklich auf Antibiotika ansprechbar oder wirklich resistent sind oder nicht. Da der Kulturbefund negativ ist, muss man sich fragen, sind die Keime noch vorhanden? Das widerlegen aber die Symptome. Eine moderne Forscherin der zellwandlosen Formen ist Prof. PhD. Lida Mattman, die den Autor eingeladen hat, an ihrem Elektronenmikroskop mit zu arbeiten und ein dickes Buch diesen Bakterienformen gewidmet hat. Aus diesem Buch (3. Ausgabe) stammen mit ihrer Erlaubnis die hier gebrauchten Abbildungen. Wichtig ist, sich Folgendes zu merken: Das Eigenartige ist, alle Mikroben und Pilze können sich in diese Zellwandlose Formen verwandeln, und diese Mikrobenformen können jede Entzündung oder jede Organreizung zu einem Dauerbrenner machen. Selbständig verschwinden die CWD nicht mehr von dem „eroberten Organ“, und man kann sie mit normalen Medikamenten nicht aus dem Gewebe beseitigen. Das heißt, eine solche Entzündung tritt immer öfter und in immer kürzeren Abständen auf, ruft immer stärkere Beschwerden hervor und dauert immer länger. Falls der Therapeut nicht daran denkt oder erinnert wird, dass vielleicht die Ursache für die Beschwerden die CWD sein könnten, werden immer stärkere Medikamente immer länger angewendet. Doch nach kurzzeitiger Beruhigung ist das Leiden wieder da. Hier ist es gut, wenn der Therapeut einen Isopathie Kurs besucht und sich über die Verwendung der Medikamente informiert. Die Sanukehl-Präparate (von Sanum-Kehlbeck) bringen echte Heilung. Allerdings muss man sie mit der **Dr. Werthmann Diät** und Isopathie kombinieren. Zudem wird das befallene Schwachorgan durch die rezidivierende Entzündung immer anfälliger und kann zuletzt degenerativ entarten.

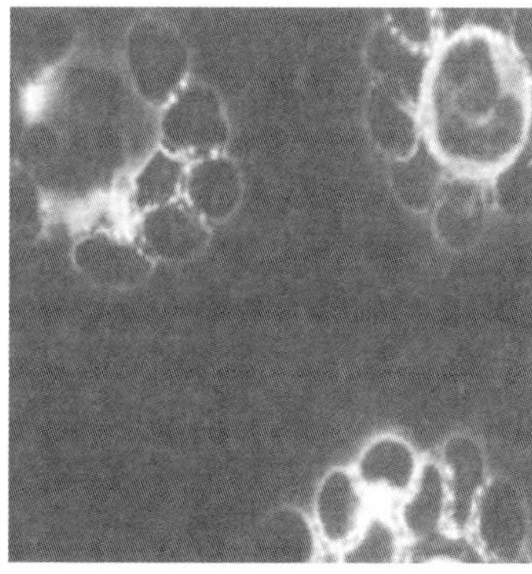

Abb. 13: CWD im Dunkelfeld

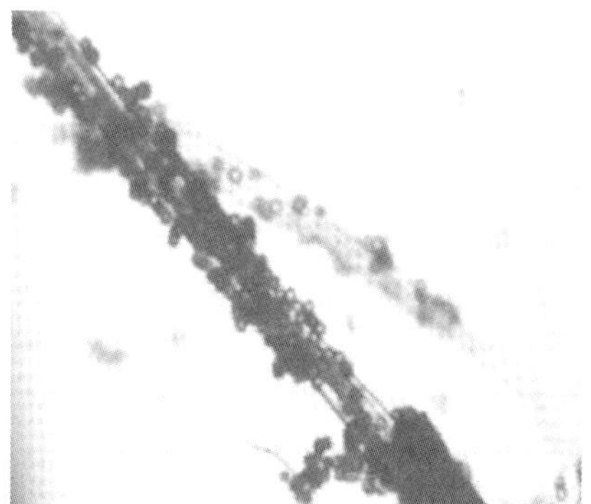

Abb. 14: CWD als Pilzphase

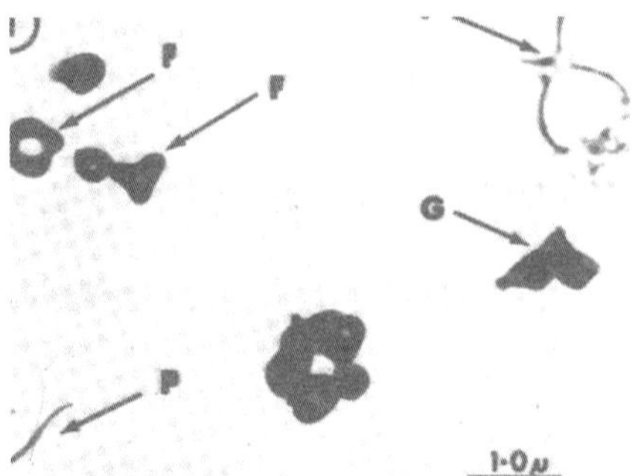

Abb. 15: CWD in freier Natur: Chlamydien
(Abb. 13, 14 und 15 aus Lida Mattmann: Cell Wall Deficient Forms)

Es gibt noch einen weiteren Weg für die Mikroben, den Antibiotika und starken Medikamenten als Bakterien zu entfliehen, wenn sie Wechselwirkung zeigen (einmal in die Pilzphase und das nächste Mal in die Bakterienphase fliehen). Das sieht man besonders gerne bei chronischen weiblichen Blasenentzündungen. Zuerst sieht der Arzt nur Bakterien, behandelt sie, und die Patientin fühlt sich gesund. Nach zwei bis drei Wochen geht die Krankheit wieder an, nur dieses Mal sieht der Arzt Pilzkulturen. Behandelt er die Pilzkulturen, erscheinen das nächste Mal wieder Bakterien, der Kreislauf beginnt wieder von vorne.

Wichtig:

1. Für den Autor bewahrheitet es sich immer mehr, dass jede chronische Erkrankung zuerst mit naturheilkundlicher Therapie angegangen werden soll; dabei ist immer an die Ursache zu denken: der Dünndarm.

2. **Die Chronizität ist eine Krankheit.**

3. Die **Maskierung** einer Krankheit heißt, dass ein anderes Schwachorgan für den eigentlichen kranken Körperteil einspringen muss. Der wirklich oder nicht bis wenig agierende kranke Körperteil (Dünndarmschleimhaut) lässt ein anderes Organ für seine Schwäche einspringen und arbeiten.

V Besprechung der einzelnen Schwachorgane

1) Der Darm und die Dünndarmschleimhaut-Atrophie

Der Darm kann zum Einen als Verdauungsorgan, zum Anderen als Immunorgan erkranken, meist sind beide Funktionen betroffen. Gerade bei Immunstörungen muss an die Störung der Peyer'schen Plaques gedacht werden. Das ist besonders bei Kindern wichtig.

Der Darm ist unser größtes Immunorgan.

Diesen Satz sollte jeder Therapeut jederzeit im Kopf parat haben.

Es ist exorbitant wichtig für den Arzt, den richtigen Weg zu zeigen: wo ist das wirklich kranke Organ oder welche Organreihe ist verantwortlich für das maskierte Organ? Da kann einem sehr gut das obige Sprichwort weiter helfen. Man fragt den Patienten nicht, ob er beispielsweise die Angina letzte Woche hatte, sondern wann er die erste Angina bekommen hat; ob er schon einmal ähnliche Beschwerden hatte oder sie ihm aus der Kinderzeit geschildert wurden. Das beste Beispiel für diesen Satz ist der Dünndarm mit den Peyer Plaques. Dieses Gedächtnis, besser das Immungedächtnis, besteht ein ganzes Leben lang. Die frühkindliche Prägung durch eine Allergie vertieft das Gedächtnis und kann auch nach 70-80 Jahren ohneweiters Reaktionen aus dem Kindesalter wiederholen. Deshalb muss man auch im späten Alter aufpassen, was man isst. Ich möchte noch mal wiederholen: Als Therapeut sollte man diese Tatsache nie vergessen. Es ist enorm wichtig und ein ganz fester Bestandteil für das Auffinden der chronischen Reaktion. Das ist aber auch wichtig beim Überdenken über das Procedere bei der Therapie. Natürlich wird das durch eine gute und kalendarisch aufgebaute Anamnese-Erhebung bestätigt. Diese ist das Einmaleins für die Therapie der Chronizität. Allergische Beschwerden kommen meistens schon in der Kindheit einmal mehr oder weniger lang vor. An allergische Zustände kann man sich entweder selbst erinnern, oder die Eltern können das erzählen.

Wichtige Wiederholung:
Der Darmtrakt ist nicht nur Verdauungsorgan, sondern maßgeblich auch am Aufbau der Immunität beteiligt. Es ist somit ein wirkliches Abwehrorgan. Beide Teile, die Verdauung und die Immunität, sind tuberkulinischer Natur (fest im Griff des Pilzes Aspergillus niger). Trotzdem sollte man nicht vergessen: Der Darmtrakt oder einzelne Abschnitte desselben können selbst ein gestörtes Organ oder Schwachorgan darstellen. Bei chronischer Krankheit kommt es im Darm zu:

1) **Atrophie der Darmschleimhaut und konsekutive Atrophie der Peyer Plaques**.
2) **Schädigung des Bakterienrasens**

Beide Bestandteile sind wichtig für den Immunaufbau und für eine regelgerechte Verdauung. Sie können aber einzeln oder im Verband ein Störfeld aufbauen. Sobald ein intestinaler Fremdkörper bakterieller oder nicht bakterieller Natur bzw. ein Ingestionsallergen die Darmschleimhaut berührt, beginnt an der Darmschleimhaut sofort eine Fremdkörperreaktion, der gleichzeitig eine allergische Reaktion folgt. Dabei verliert die Schleimhaut sehr schnell ihre Zilien (eine Zilie ist eine fadenförmige Ausstülpung der Zelle). Sie sind unbedingt zur Absorption nötig an den oberflächlichen Zellen. Fehlen sie, ist die Zelle für den Darm und seine Absorptionsarbeit verloren. Einzig die Proteine können jederzeit in Menge und Art unkontrolliert in den Organismus übertreten. Sehr oft geht die gesamte Schleimhaut-Oberfläche mit den Zilien zugrunde, und nachfolgend kommt es sehr schnell bei den darunter liegenden Peyer Plaques zu einer Atrophie. Auf jeden Fall beginnen die Peyerschen Platten **und** die Darmschleimhaut zu atrophieren. Eine atrophe Schleimhaut kann nicht mehr alle ihr gestellten Aufgaben erfüllen. Es kommt zunächst zu einzelnen Störungen, die der Mensch selbst nur schwer erkennen kann. Es gibt auch einen Block von Störungen, die dann als Durchfall oder als Obstipation auftreten.

Kaum macht der Patient eine längere Diarrhoe oder eine Obstipation durch, so merkt sich das Organ Darmschleimhaut diese Krankheit. Dieses Gedächtnis macht das Organ Darm langsam aber sicher zu einem Schwachorgan, falls es nicht schon eines ist. Wenn der Darm krank ist, so erkrankt zuerst die Mucosa = Darmschleimhaut, dann der Bakterienrasen und schließlich auch die unter der Schleimhaut liegenden Peyer Plaques. Das wichtigste Organ im Darmraum ist nach wie vor die Darmschleimhaut und nicht, wie von einigen Therapeuten immer wieder angenommen, der Bakterienrasen. Dieser heilt schon sehr gut über ein alkalisches Milieu (Gabe von Speisesoda). Wichtig erscheint, dass der einzelne Therapeut die Feinheiten der Dünndarm-Mucosa-Atrophie kennenlernt und diese auch im täglichen Leben beherrscht. Sie sind wichtig, weil man an solchen „Kleinigkeiten" auch den kranken Darm erkennen kann. Zu allem Überfluss kommt zu den Schwierigkeiten, einen kranken Darm zu heilen, noch dazu, dass eine Mehrzahl der Patienten entweder ihren <u>täglichen</u> Stuhlgang nicht beobachten oder nicht gerne darüber reden wollen. Der Autor weiß, wie oft die Patienten eine pathologische Defäkation aufweisen (Obstipation, Diarrhö), nur das scheint den Kranken meistens keiner Erwähnung wert. Man muss genau fragen wie oft der Stuhlgang am Tag oder in der Woche stattfindet und welche Konsistenz er hat. Eine Antwort mit „Normal" ist ungenügend. Nach der Ansicht des Autors ist die Konsistenz des Stuhles sehr wichtig, denn daraus lassen sich die verschiedenen Stuhl-Zusammensetzungen erkennen (z.B. Fettstuhl, Fäulnisstuhl, Acholie, Gärungsstuhl). Daraus kann man dann einfach bemerken, dass diese oder jene Beschwerde auf den Dünndarm hinweist; konsekutiv muss der Patient die nachfolgende Diät beachten.

A) Verdauungsleistungen: Absorptionsstörungen

Um schon Minderleistungen bzw. Kleinigkeiten der Verdauung und der Immunleistungen erkennen zu können, muss man mehrere auffällige (komplexe) Störungen erkennen und diese aufzählen. Das übersteigt den Rahmen des Buches. Daher hat dieser Abschnitt nicht Anspruch auf Vollständigkeit[6].

---

6 Falls Sie größere Vollständigkeit über die Darm- und Immun-Funktionen erhalten wollen, lesen Sie bitte: Werthmann: „Kuhmilch und Eiweißallergien bei Kindern" – Sonntag Verlag Stuttgart Teil 1, Kapitel 2

1) Störung der Absorption (Malabsorption)
In der Verdauungsphysiologie bedeutet im deutschen Sprachraum das Wort Malabsorption eine Verdauungsinsuffizienz, also eine Störung der Resorption aus dem Darmlumen. Es gibt viele verschiedene, ja gegensätzliche Formen der Malabsorption. Eine Malabsorption kann auch eine verminderte oder vermehrte Diffusion von Eiweiß bedeuten. Malabsorption von Elementen führt zu gestörtem Metabolismus und unreiner Haut; Malabsorption von Mineralien und seltenen Erden/Vitaminen führt zu Avitaminosen, Haarstörungen; Malabsorption von Glukose/Kohlenhydraten: Auf den ersten Blick fällt bei diesen Patienten kein Gewichtsproblem auf, sie bleiben eher im Gewicht stabil (nehmen nicht zu), allerdings kann auch das Gegenteil passieren. Vom Gewicht darf man zuerst nicht einen möglichen Trugschluss machen.

Auffallend ist allerdings die Malabsorption der Aminosäuren. In diesem Fall gibt es kein Limit, denn es gibt eine ungehinderte Diffusion, und folglich neigen die Patienten zur **Dicksucht**.

2) Keine oder mangelnde Produktion von Alkali-Substanzen
Dieser Punkt ist vom Therapeuten sehr ernst zu nehmen. Die Fettverdauung und damit die Aufnahme der Fett-Teilchen in den Körper gelingt nur über die Bildung von Mizellen. Mizellen sind Molekülaggregate von unlöslichen Substanzen und machen somit aus Gallensäuren wasserlösliche Teilchen. In den Mizellen ist ein Teil Fett von neun Teilen Gallensäure-Partikeln umgeben. Das ist noch nicht alles. Diese Fett-Gallensäurepartikel müssen noch von einem alkalischen Milieu umgeben sein. Es ist also ein aufwändiges Verfahren, an dem neben der Dünndarm-Schleimhaut noch die Pankreasdrüse beteiligt ist. Die Glandula pancreatica sezerniert zusätzlich exokrin den basischen Verdauungssaft. Dieses komplexe Zusammenspiel kann gestört sein. Sobald die einzelnen Funktionen nicht stimmen, treten klinisch Fettstühle auf, und die nicht konjugierten (gebundenen) Gallensäuren bilden einen plötzlich auftretenden Durchfall. Der Patient jammert meistens über einen Durchfall, der die Muschel total beschmutzt hat. Das sogenannte Gallensäuren-Verlustsyndrom zeichnet sich durch einen „pfutzenden“ Stuhlgang aus.

3) Keine oder mangelnde Sekretion von Fermenten
Keine Bildung von Laktase führt zu Laktoseintoleranz.
Keine Bildung von Saccharase führt zu Fruktose-Intoleranz. Dieser Teil führt bei den meisten Therapeuten zu Unklarheiten, weil sie glauben, das seien eigene Krankheiten. Das sind nur die Folgen der allergischen Entzündungen im Dünndarmtrakt.

B) Immunleistungen

Keine oder mangelnde Sezernierung von Immunglobulin A und sIgA (in das Darmlumen **s**ezerniertes **IgA,** dient dem Schutz der Darmwand und des Körpers).

Diesen Mangel erkennt der Patient nicht oder wenn, dann nur indirekt, indem er vielleicht schneller krank wird und/oder dass seine Verdauung bzw. Defäkation anders ist als vorher.

Die Folgen des IgA- und sIgA-Mangels sind aber bei längerem Bestehen deutlich merkbar:

a) Kein Schutz gegen Infektanfälligkeit ➔ Keine IgA-Markierung von Toxinen ➔ Keine IgA-Markierung von Fremdkeimen

b) Keine sIgA-Markierung von Parasiten wie Egeln, Würmern, Fremdbakterien, Viren, Leberegeln ➔ Dysbiose

c) Keine sIgA-Abdichtung von interzellulären Spalten der Schleimhaut, wie bei Geschwüren, Colitis ➔ Reizdarm

d) Keine sIgA-Abdichtungen von Verletzungen: Egel, Würmer, Toxine dringen ins Darmlumen ein ➔ Peritonitis

e) Keine sIgA-Abdichtung von Entzündungsstellen vorhanden ➔ Leaky Gut Syndrom, Geschwüre, Colitis

f) Keine IgA-Behinderung der Mastzelldegeneration = keine Unterdrückung des IgE ➔ es entstehen Asthma, Colitis, Neurodermitis

Die Mastzellen haben eine besondere Eigenschaft: Sobald das IgA vermindert oder nicht mehr vorhanden ist, können sie auch ohne eine Diätsünde degranulieren und einen unvermittelten Krankheitsausbruch bei Colitis, Neurodermitis bzw. Asthma hervorrufen. Das IgA unterdrückt nämlich das IgE

g) Keine Bildung der Voll-Antigene (IgA nötig) → es werden nur Teilantigene gebildet → Bildung von Haptenen,

h) Keine Ausfuhr der inkompletten Antigene → Zellwand defekte Zellen (CWD)

i) Keine Bildung der generellen Abwehr → Immunschwäche

k) Keine Bildung der T- und B- Lymphozyten → Keine Antigenbildung

Die Mucosa-Atrophie des Dünndarmes hat viele Folgen, die ganz allgemein an der Gesundheit und am Vertragen des Essens erkennbar sind. Die Folgen bei Babys und Kleinkindern sind das Entstehen von zu geringem Gewicht, einem zu langsamen Längenwachstum und einer kleineren Kopfform. Es kann aber auch durch nicht limitierte Proteinaufnahme in den Körper zu einer übermäßigen Gewichtszunahme kommen. Sobald in Rückenlage das Niveau des Abdomens über das Thoraxniveau reicht, besteht ein Hinweis auf ein Dickenwachstum und/oder übermäßiger Gasansammlung. Bei den Erwachsenen hängen in Rückenlage dann die Bauchanteile auf der Seite bis auf das Bett oder als Falte über den Nabel bis in die Leistenregion herab und sind so ein Beweis, dass der Darm falsch arbeitet. Es ist sicher nicht richtig, jeden korpulenten Menschen als Vielesser zu verdammen. Im Gegenteil, wenn er Gewicht zugenommen hat, besitzt er mehr Appetenz und isst mehr. Als Folge der Allergie isst er meist mehr von den Allergenen, denn er liebt sein Allergen. Man muss diese Menschen über die Allergie belehren. Wenn der Dünndarm in Kooperation mit der Bauchspeicheldrüse wenig bis gar kein alkalisches Milieu herstellen kann, dann können keine Mizellen für die Fettverdauung gebildet werden. Das beste Mittel dagegen ist **Speisesoda** (Natriumbicarbonat) **oder Alkala T** (1-2x 1/2 - 1 Tbl.).

C) Die Bakterien

Von den Labors werden die Bakterien als die Verursacher der Darmstörung angesehen. Aus meiner Erfahrung ist das sicher nicht in jedem Fall richtig. Die Bakterien werden erst zum Problem, wenn die Dünndarmschleimhaut-Atrophie schon ausgebildet ist.

Symbiose heißt Zusammenleben artverschiedener Organismen zu gegenseitigen Nutzen, z.B. Darmflora und Mensch. Das Bakterium E. Coli bildet die dreifach-konjugierten ungesättigten Fettsäuren. Das ist sehr wichtig. Weiter besitzt die Tatsache eine enorme Beachtung: Eine Symbiose der Bakterien muss man nicht lenken, sie wird automatisch durch die autochthone (heißt: eingeboren, an Ort und Stelle bzw. ohne äußere Einwirkung entstanden) Flora bewirkt. Bitte nicht vergessen: Sobald die Dünndarm-Schleimhaut wiederhergestellt ist, kommt die autochtone Flora selbstverständlich sofort wieder. Nur eine gesunde Darmschleimhaut (inklusive eines abschnittsüblichen pH) kann sofort die autochthone Darmflora wieder erstehen lassen. Denken Sie an Prof. Dr. Enderlein, der immer sagte: das Milieu ist alles (das ist die gesunde Darmschleimhaut), die Mikroben nichts.

Blähbauch, Gaskotbauch (F. X. Mayr-Bäuche)
Dieser Zustand ist mehr als ein Hinweis auf eine Darmstörung. Nur meistens wird lediglich empfohlen, weniger zu essen, nicht soviel Alkohol zu trinken, aber an eine **Dr. Werthmann Diät** wird nicht gedacht. Der Mensch bräuchte die genannte Diät und das Speisesoda dringend, nur das ist weitgehend unbekannt. Ein Blähbauch kann auch von einer Fruktosegärung erzeugt werden. Da ist es besser, sechs Wochen kein frisches oder getrocknetes bzw. kandiertes Obst zu essen. Gemüse wird gut gekocht, kleine Mengen davon essen. Zugleich das Arzneimittel Fortakehl D5 geben.

Verschiedene Krankheiten:

Adipositas:
Die Adipositas ist eine direkte Folge der Dünndarmschleimhaut-Atrophie. Durch die Übergewichtigkeit vergisst man oder denkt man nicht an die atrophische Dünndarmschleimhaut. Wichtig ist:

Die Schleimhautatrophie des Dünndarmes lässt die Proteinmengen ohne Korrektur durch die Mucosa passieren. Weder die Menge noch die Art des Proteins wird korrigiert. Erstens ist es eine chronische Krankheit und eine Heilung deshalb dementsprechend schwierig. Zweitens wollen die Patienten gar nicht von ihren Lieblingsspeisen Protein und/oder Kohlenhydrat ablassen. Bei ihnen wirkt der typische Satz der Allergie: „Ich liebe mein Allergen". Die Adipositas ist natürlich auch ein Komplex zwischen Darmstörung und der psychischen Komponente. Nach neuesten psychiatrischen Erkenntnissen ist die erste Zeit des Lebens wichtig, denn sie entscheidet, ob der Säugling später einmal dick wird oder an Bulimie leidet. Bei der Dünndarmschleimhaut-Atrophie hängt das davon ab, welche psychische Komponente vorherrscht. Liebt die Mutter das Essen und hängt ihr Glücksgefühl vom Essen ab, so wird sie dem Säugling einflüstern „und iss jetzt" oder „wenn du den Spinat isst, ist die Mami froh" oder ob sie beim Speisen sagt: „wenn Du den Spinat nicht isst, ist die Mami traurig".

Bulimie

Auch das dauernde Erbrechen und Nicht-Essen-Wollen hat einen Großteil mit der Dünndarmschleimhaut-Atrophie zu tun. „Dicksein" und dauernd abnehmen zu wollen ist schon bei der Mutter fixiert und wird unbewusst von der Mutter auf die Tochter übertragen. Durch eine Gabe von hochkalorischer Nahrung muss nicht unbedingt eine Heilung zustande kommen. Ein hoher Prozentsatz in dieser Nahrung sind Milchanteile, anders bekommt die Industrie nicht so hohe Proteingaben zusammen. Erst eine antigenfreie Nahrung lässt wieder genügend Absorption zu. Zugleich kommt die psychische Verletzung dazu. Man muss daran denken, dass es auch eine psychische Maskierung der Dünndarmverletzung gibt. Auf jeden Fall wird zuerst die **Dr. Werthmann Diät** durchgeführt und erst in zweiter Linie das psychische Problem angegangen.

Sodbrennen, Magengeschwüre

Diese beiden Leiden können langwierig und schmerzhaft sein und hängen vorwiegend von der atrophischen Dünndarmschleimhaut ab. Die Ursache ist immer eine Allergie gegen Kuhmilch und Hühnerei. Die durch das Protein erzeugte überschüssige Säure wird über die Magenschleimhaut ausgeschieden. Da Menschen mit der atrophen Schleimhaut meist auch Störungen der Magenschleimhaut und ihres Säureschutzes haben, sind beide Krankheiten ebenso Maskierungen. Hier helfen die **Dr. Werthmann Diät** und **Alkala T** (Natriumbicarbonat= Speisesoda).

2) Der Atemtrakt und die Dünndarmschleimhaut-Atrophie

Immer wieder wird gefragt: Wie kann sich die Darmschleimhaut der chronischen Zufuhr von Antigenen erwehren, wie kann der Darm die Lunge maskieren. Dr. Reckeweg hat eine einfache Formulierung für das Wort Maskierung gefunden. Er definierte: **Die Vikariation ist das Verschieben eines Leidens auf ein Organ eines anderen Keimblattes**. Das ist klinisch richtig. Das ist die schnellste und einfachste Definition von Maskierung. Es ist logisch gesehen eine sehr einfache Reaktion: Der kranke Darmteil lässt das bei ihm entstandene Histamin oder Serotonin durch andere Organe, im speziellen Schwachorgane, ausscheiden. Wahrscheinlich erfolgt der Vorgang so, dass statt des Darmteiles das spezielle Schwachorgan erkrankt und es dann Serotonin und Histamin ausscheiden muss. Das macht der Darm bereits in der Säuglingszeit. Das Darmorgan oder der bestimmte erkrankte Teil desselben haben zu allen Organen im Körper ihre Beziehungen und können so eine Vielfalt von Krankheiten hervorrufen. Es sind über 100 Erkrankungen, die man auf den Darm respektive auf die Dünndarmschleimhaut-Atrophie zurückführen kann. Den besten Beweis kann die EAV liefern. Denn das verursachende bzw. störende Organ und das gestörte haben dieselben Messkriterien und können über dieselben Nosoden oder Homöopathika ausgeglichen werden. Die moderne Medizin hat herausgefunden, dass die Gase durch die Fruktosevergärung über die Lunge ausgeschieden werden. Zusätzlich liefert die klassische Akupunktur ebenso einen Beweis, denn der Dickdarmmeridian und der Lungenmeridian haben an der Tabatiere zwischen den Sehnen des Daumens auf der dorsalen Ansicht des Daumens einen Durchgangspunkt, an dem sie die Energie austauschen können. Weiters sagt die Akupunkturlehre: „Mutter Lunge speist Sohn

Darm mit Energie, Sohn Darm fordert Energie von Mutter Lunge". Nun ist es leicht, den Zusammenhang zwischen Lunge und Darm zu verstehen, denn entweder fordert der Darm zuviel Energie oder die Mutter Lunge hat zu wenig Energie. Und bei einem allergisch disponierten Menschen fordert der Darm immer zu viel Energie.

1) Neugeborene und späteres Kindesalter. In diesem Alter gibt es eine Vielzahl von Krankheiten, die nur auf den Genuss von Kuhmilch- bzw. Hühnereipräparaten zurückzuführen sind. Die Kinder werden einfach mit Kindermilch (Kuhmilchpräparat) gefüttert oder erhalten die Allergene über die Muttermilch. Krankheiten sind einfach das Zeichen der intestinalen Kuhmilch-Hühnerei-Allergie. In der Tabelle für Praktiker (Seite 115ff) sind die verschiedensten Organe aufgelistet, die mehrheitlich als Maskierungen für ein Dünndarmleiden dienen. Bitte nicht vergessen, dass nicht wenige Säuglinge bereits in der fetalen Zeit gegen diese Nahrungsmittel allergisch erkranken. Bezüglich des Atemorgans leiden sie an typischen Krankheiten:

Das Schniefen der Nase bei Neugeborenen ist keine Infektion, sondern die Folge einer **verschwollenen Nasenschleimhaut**.

Folgen des Schniefens:
Der Säugling und das Kleinkind, einfach jedes Kind mit der Allergie, muss nun die Mundatmung lernen, denn sonst erstickt es. Die Lernphase macht ihm Angst, macht es unruhig, lässt es schreien. Meistens bekommen die Mütter eine Salzlösung zum Abschwellen der Nasenschleimhaut. Das nützt nicht dem Darm (Verursacher) und nützt der Nase nur kurze Zeit, dann atmet das Kind wieder mit offenem Mund. Das hat Folgen. Die Zahnärzte und Kinderärzte nennen diese Kinder Mundatmer oder lymphatische Kinder. Dieser Zustand bereitet Eltern und Ärzten Sorgen, denn das Kind gewöhnt sich an, über den Mund zu atmen. Dadurch kommt die Luft kalt in den Rachen. Die Mund- und Rachenschleimhaut trocknen aus, wird infektanfälliger, und die Lungen verkühlen sich leichter. Die Rachenentzündung und/oder der Husten bis Bronchitis sind die Folgen.

Wichtig: ABER immer ist der Darm die Ursache. Als Therapie bekommen die Kinder Antibiotika oder Hustenreiz stillende Mittel. Keiner denkt an die Dünndarmschleimhaut und die Milchüberempfindlichkeit, also die Allergie. Die Allergie bildet das Histamin, und die Schleimhaut scheidet es aus und schwillt darauf an. Dieses Schniefen macht dem Kind unbewusste Lebensangst, da es durch die Nase keine Luft bekommt. Es muss erst die **Mundatmung** lernen. Angst bedeutet **unruhigen Schlaf** und viel Weinen.

Therapie: Man muss fragen, ob das Kind gestillt wird; wenn ja, dann fragen, ob die Mutter **Dr. Werthmann Diät** bekommt. Das Kind ist auf minimale Mengen von Antigenen in der Brustmilch bereits allergisch. Hinweis: Keine HA-Milch, sie ist eine lediglich eine **h**ypo**a**llergene Milch, enthält also noch Allergene. Diese Bezeichnung kommt von der Tatsache, dass bei einem Protein unter der Größe von 1000 Dalton die Antigenität sinkt. Vorsicht: es sind nicht alle Teile unter 1000 Dalton. In beiden Fällen muss eine Ernährungsumstellung erfolgen: Mutter und Kind bekommen nur Sojamilch Produkte (HUMANA SL oder MILUPA SOM) aus der Apotheke zu trinken. Die Mutter bekommt **Dr. Werthmann Diät** und **Fortakehl D5** Tropfen.

Wenn das Kind älter wird, kommt der Zahnarzt oder besser der Kieferorthopäde ins Spiel. Er gibt folgende (von einem Zahnarzt-Bogen abgeschrieben!) Anweisungen bei Kindern mit Mundatmung und falscher Zungenstellung:

1) Symptome möglichst früh, das heißt oft schon im Babyalter erkennen

2) Ernährung beachten: Keine Milchprodukte. Nebenbei erwähnt ist hervorzuheben, dass man während einer Verkühlung Milchprodukte meiden soll, da sie stark verschleimen und damit die Schwellungen der Schleimhäute verschlimmern.
Besser ist: Haltungstraining mit dem Kind, Atemtraining, Sprechtraining, Homöopathische Konstitutionstherapie machen lassen.

Mundatmer haben noch weitere Folgen zu bewältigen. Die Ursache der Mundatmung ist in erster Linie die Dünndarmschleimhaut-Atrophie. Teils sind die immunologischen Folgeorgane (=Sekundärorgane) der Dünndarmschleimhaut gestört oder überfordert, das sind die stark vergrößerten Tonsillen und Adenoiden (Polypen). Die sieht der Zahnarzt beim in den Mund Schauen und verurteilt diese Vergrößerung. Das ist aber kurzsichtig, denn generell gilt: sobald die Dünndarmschleimhaut ausfällt, wird und muss das nächste Organ, der Waldeyer-Rachenring, herangezogen werden. Zu den Lymphknoten des Rachenringes gehören Tonsillen und Adenoiden Wucherungen. Diese beiden Organe haben neben der Mundatmung noch einen schweren Nachteil: sie drücken das Zungenorgan nach frontal in Richtung der Zähne. Die Folge ist ein Kreuzbiss, der im Schulalter eine Korrektur (bessere Rundung und Erweiterung) des Gebisses erfordert. Das hat zur Folge, dass der Kieferorthopäde zuerst den Bionator verordnet, später Brackets am Gebiss befestigt, und letztlich lässt er die Weisheitszähne oder den Vierer der Zähne extrahieren, „weil dann die Zähne mehr Platz haben". Die Basis der Weiterbehandlung ist das Vergessen bzw. Nichtwissen über die Ursprungsdiagnose, denn man muss lediglich die **Dr. Werthmann Diät** und Fortakehl D5 Tropfen verordnen.

Sobald der Patient diese Diät anwendet und einige Jahre streng einhält, werden weder Patient noch Kieferorthopäde mehrheitlich einen Rückfall bemerken, auch nicht einige Jahre später, daher besteht auch keinen Zwang zum Zähneextrahieren. Die Ausnahme sind die Weisheitszähne, die aber als Folge ihrer Extraktion eine Zertrümmerung der Kniescheibe zu Folge haben kann (erlebt beim Kind eines Freundes). Der Magenmeridian geht über die Kniescheibe hinweg.

Heuschnupfen (Pollinosis)
Dieses Leiden ist ein typisches allergisches Leiden und eine Folge der Mundatmung, bei dem der Träger nicht auf den Darm und seine Allergie Rücksicht (!) genommen hat und auch momentan nicht nimmt. Der Heuschnupfen und seine Synonyme beginnen als Darmschnupfen in der Nachgeburtsphase. Anfänglich ist das Schniefen der Nase vorhanden. Meistens ist das erste Schwachorgan die Lunge mit Bronchitis und Schnupfen. Sollte der Patient in der Schulzeit über den Heuschnupfen klagen, dann muss man sofort **Dr. Werthmann Diät** und Fortakehl D5 Tropfen geben und das Essen ohne die Primärallergene Kuhmilch und Hühnerei und

ohne die Sekundärallergene (Zwiebel, Knoblauch und Nüsse) kochen. Desensibilisieren nützt hier nichts, da die Ursache der Dünndarm ist. Kurzzeitige Besserungen sind keine Heilung. Wenn man mitten in der Pollenzeit mit der **Dr. Werthmann Diät** und Fortakehl D5 Tropfen beginnt, ist der Erfolg erst nach der Pollenzeit zu erwarten. Es werden immer wieder Allergene in der Luft auf eine noch empfindliche Nasenschleimhaut nachgeschoben werden. In diesem Fall auch an die **Kreuzallergie** denken. Hierbei können gegessene Speisen eine Pollenallergie vortäuschen und umgekehrt Pollen eine enterale Allergie hervorrufen. Die Kreuzallergie und die Sekundärallergien sind ebenfalls Folgen der Dünndarmschleimhaut-Allergie.

Asthmoide Bronchitis, Asthma

Je älter der Mensch wird, umso mehr kann er auch als Nichtraucher an Lungenkrankheiten leiden. Natürlich ist nicht jede Lungenkrankheit eine Folge der Dünndarmschleimhaut-Atrophie, aber gerade die spastischen Bronchitiden beruhen meistens auf einer Allergie des Dünndarmes. Diese Krankheit ist öfters präsent als man glauben will. Fängt man von einer Abhängigkeit des Leidens vom Darm an, dann blocken die Patienten von selbst schon ab. Leider wird das viel zu wenig ernst genommen. Man muss bedenken, dass prozentual 85% der Menschen als Allergiker zur Welt kommen und die meisten bzw. ihre Eltern oder später ihre Partner das nicht wahrhaben wollen oder können. Im späteren Alter greifen sie einfach zu Kortison und glauben, das ist OK. Es hilft leider sehr wenig bis gar nicht!

In dem Abschnitt Absorptionsstörungen (Seite 77) sind viele Symptome genannt, wobei der Patient für jede einzelne Beschwerde alleine einen Grund für ein Gespräch mit dem Arzt findet. Keiner weiß, dass diese Besonderheiten in der Verdauung ein Zeichen der Maldigestion bzw. der Dünndarm-Atrophie und der Malabsorption darstellen. Leider wissen nur wenige Therapeuten, dass man über diese Krankheiten gleich auch auf die Folgen hinweisen kann.

Ohrenschmerzen

Ein weiteres Missverständnis der Allgemeinärzte sind die Anginen und die Mittelohrentzündungen. Sowohl der Hausarzt als auch der HNO-Arzt sollten herkömmlicherweise nicht nur an eine Infektion denken, sondern an den Darm und **Dr. Werthmann Diät** und **Fortakehl D5 Tropfen** einsetzen. Auch als Patient sollten Sie mal Vertrauen in die Naturheilkunde haben. Auch die Naturheilkunde hat ihre Besonderheiten. Der Dünndarm-Meridian endet in Höhe des Innenohrs (Gehörgang) und der Dickdarmmeridian am unteren Teil der Nasolabialfalte. Di20 wird bei Sinusitis gestochen und der Sinus maxillaris gehört zum Darmorgan und kann durch eine entzündliche Schwellung eine Otitis erzeugen. Zusätzlich umläuft der Gallenblasenmeridian unmittelbar hinter der Ohrmuschel das Ohr. Der wichtige Punkt Gallenblase (Gbl) 20/21 sitzt am Mastoid und vertritt den Sympathikus. Man sieht, das Ohr ist ein direktes Organ des Darmes, speziell des Dünndarmes, und ist zugleich ein Teil des vegetativen Nervensystems. Also braucht man nur nach den Essenssünden fragen und hat sofort auch das Schwachorgan des Patienten. Meistens kann man sich dann das Antibiotikum sparen. Dasselbe Vorgehen gilt für die Angina ohne eine sichere Erkältung oder Infektion. Bei dieser Form muss die Entzündung der Tonsillen oder des Rachenringes die Ausscheidung der inflammatorischen Toxine der desolaten Dünndarmschleimhaut tragen. Erfolgt das öfters in kürzeren Abständen, so muss man über die Einhaltung der **Dr. Werthmann Diät** und **Fortakehl D5 Tropfen** mit dem Patienten sprechen. Die Einhaltung der **Dr. Werthmann Diät** wird voraussichtlich ein ganzes Leben andauern müssen.

3) Augen und die Dünndarmschleimhaut-Atrophie

Das Auge hat eine spezielle Verbindung zum Darmtrakt. Zum einem ist es der Eckzahn (3er Zahn), der im Oberkiefer als Augenzahn und im Unterkiefer als Leberzahn geführt wird. Auf Anraten des Autors haben schon einige Augenärzte diesen Umstand der Akupunktur und der EAV therapeutisch genützt. Gerade die (virale, bakterielle) Entzündung der Hornhaut ist für den Patienten und den Augenarzt ein großes, schwer heilendes Problem. Die Opthalmologen denken nicht an den Darm und schon gar nicht an die Atrophie der Dünndarmschleimhaut. Bei dieser Krankheit treten diese Hornhautleiden auf. Mit der kombinierten Verordnung der **Dr. Werthmann Diät, Fortakehl D5** und **Mucokehl D5 Augentropfen** kann man dieser Entzündung sehr schnell Herr werden.

Zum zweiten ist es die Trübung der Linse. Sie ist reinste Matrix, bei der der Organismus sehr gerne Produkte niederlegt. Die meisten Menschen denken nicht an die Möglichkeit, dass dafür ein Leiden der Dünndarmschleimhaut in den meisten Fällen die Ursache bildet. Nach den Erfahrungen des Autors mit den Augenärzten bestätigte sich das in hohem Maße. Natürlich wirken dann in Kombination mit der **Dr. Werthmann Diät, Fortakehl D5 und Mucokehl Augentropfen** viel schneller als eine Verordnung der Augentropfen alleine.

4) Urologische Beschwerden und die Dünndarmschleimhaut-Atrophie

Selbst der Urogenitaltrakt ist von der Dünndarmschleimhaut nicht verschont. Man denke an die verschiedenen chronischen Erkrankungen von Vagina, Prostata und Blase.

Blasenentzündung (Cystitis)
Die Cystitis ist eine Erkrankung, die schnellstens Chronizität erreicht. Das heißt, sie kann aus Immunglobulin(IgA)-Mangel nicht ihr Leiden heilen oder durch die Maskierung ihre klinische Bedeutung haben. Die Blasenentzündung könnte man auch unter die neurologischen Erkrankungen zählen, da die Ärzte selten Bakterien sehen und trotzdem Schmerzen oder entzündliche Beschwerden vorhanden sind. Meistens wird schon präventiv ein Antibiotikum verordnet. Sie ist ein typischer Fall, an dem die CWD stark beteiligt sein können. Bei der Blasenentzündung findet der Urologe das erste Mal Bakterien, behandelt den Patienten mit starken Antibiotika, wobei sich die Entzündungsbeschwerden bessern. Beim ersten Rückfall nach kurzer Zeit bemerkt der Arzt

Pilzformen im Abstrich bzw. im Urinsediment und behandelt mit Antimykotika. Wieder gibt es eine Besserung beim Patienten. Das geht einige Male gut, wechselt zwischen Bakterien und Pilzen ab und plötzlich sind keine pathogenen Mikroben mehr nachweisbar. Der Harn ist steril, aber die Beschwerden sind noch immer vorhanden. Es gibt einige Mediziner, die dann meinen, man sollte einen Psychotherapeuten besuchen. Das ist falsch, denn der Patient hat in seiner Blase evtl. CWD (zellwandlose Formen), die der normale Arzt oder das herkömmliche Labor nicht sehen bzw. entdecken kann. Es ist gut, wenn man über die „Vier Stufentherapie[7]" ein geeignetes Sanukehl-Präparat anwendet.

Sinucystitis (ebenfalls **Sinubronchitis, Sinucolitis**)
Diese Erkrankungen zeigen, dass die Dünndarmschleimhaut-Atrophie auch Krankheiten nach sich zieht, die selbst wieder weitere Folgen haben. Die Nasenebenhöhlen gehören zum Waldeyer Rachenring und haben intensiven Kontakt zum oberen Darmgeschehen. Sie sind ein Schwachorgan und können statt der Entzündung der Dünndarmschleimhaut selbst eine Inflammation ihrer Schleimhaut austragen. Natürlich hat die Nasennebenhöhle einen engen Bezug zur Lunge = Sinubronchitis und zur Blase = Sinucystitis und zum Darm selbst = Sinucolitis. Daher muss man bei der Behandlung der Cystitis immer fragen, ob nicht auch ein Schnupfen mitbeteiligt ist oder kurz vorher war. Natürlich gilt das auch für eine asthmoide Bronchitis (Sinubronchitis) oder einen Durchfall bzw. Darminfekt (Sinucolitis). Die Therapie heißt immer die **Dr. Werthmann Diät, Fortakehl D5** und **Speisesoda** (Natrium bicarbonicum).

Wichtig erscheint dem Autor die Wiederholung der Maskierung:

Die Maskierung einer Krankheit heißt, dass ein anderes Schwachorgan für den eigentlichen kranken Körperteil einspringen muss. Der wirklich oder nicht bis wenig agierende kranke Körperteil (Dünndarmschleimhaut) lässt ein anderes Organ für seine Schwäche einspringen und arbeiten.

---

7 Dr. med. K. Werthmann: Die Vier-Stufen-Therapie in der Isopathie, Semmelweis-Verlag, ISBN Nr. 978-3-9520057-7-4.

5) Das Hautorgan und Dünndarmschleimhaut-Atrophie

Die Haut ist ein echtes tuberkulinisches Organ. Das sieht man bereits bei der Tuberkulose-Impfung (BCG). Das ist eine strikte Intrakutan-Impfung am Oberarm oder Oberschenkel und bildet dann auch echte Antikörper gegen die Tuberkulose. Das geht allerdings nur, wenn die Impfung streng intrakutan gesetzt wird. Eine Subkutan-Impfung bei der TBC macht ein tuberkulöses Geschwür und später eine helle, dünne, strichförmige Narbe. Die Eigenschaft der Haut kann man nützen, denn sie ist sehr gut zum Einreiben starker Medikamente in Tropfenform geeignet. Die Haut ist weiters eine wunderbare Spielwiese für den Körper, da sie sich sehr gut für die Ausscheidung von Giften eignet (Exantheme, Ekzeme, Quaddeln, Juckreiz).

Narben

Narben können echte Störfelder sein, denn das Bindegewebe alleine, aber auch Toxinreste, können ein Störfeld aufbauen. Das kann dann über den naheliegenden Meridian stören oder über einen neurotischen Reflex an einer anderen Stelle Beschwerden hervorrufen. Dieses Störfeld zu finden ist mitunter schwer. Das ist ebenfalls eine Maskierung. Man kann zum Aufdecken des Störfeldes auch den zeitlichen Zusammenhang suchen und finden. Vergessen Sie nie den Nabel als Narbe, denn er ist eine Geburtsnarbe und kann die Leber, den Dünndarm und die Nieren mit beeinflussen und umgekehrt. Bei den Abdominalorganen, besonders Leber und Gallenblase, muss man immer auch an den Nabel denken. Auch die Pocken-, TBC- und andere Impfnarben sind ein weites Feld von Ursachen für chronische Krankheiten und Hautirritationen. Nach Dr. Voll hat das Organ Haut einen eigenen Hautmeridian auf der fibularen (lateralen) Seite der Mittelzehe. Mit dem Punkt 1A kann man die Narben austesten. Er liegt im distalen Winkel des Grundgelenkes der 3. Zehe. Bei dieser Testung wird meistens bei einem Narben-Störfeld ein Zeigerabfall von 88-90 auf 82 auftreten. Darauf geht man zu den entsprechenden Narben und misst nach. Dadurch kann man schnell und einfach ein Narbenstörfeld auffinden und durch die neuraltherapeutische Unterspritzung mit Procain 1% ausschließen.

Es gibt einige Krankheiten, die eine offensichtliche Maskierung der Dünndarmschleimhaut-Atrophie darstellen. Denken sie an den Juckreiz an verschiedenen Hautstellen, das Symptom erinnert nicht selten an eine Maskierung. Interessant sind hier die Tonsillen und Zähne, die sehr gerne am Kopf dementsprechende Beschwerden verursachen.

Eczema infantum, Seborrhöe, Analekzem, Juckreiz

Diese Leiden betreffen vor allem Kinder in den ersten Lebenswochen und gehen teilweise mit sehr starkem Juckreiz einher. Man merkt das an den Kratzspuren. Es ist ein typisches Maskierungsleiden und neigt zu großer Chronifizierung. Diese Hautentzündung verschwindet sofort bei der Umstellung von der herkömmlichen Kindermilch (ein Kuhmilchpräparat) auf Sojamilch. Die Sojaprodukte MILUPA SOM oder HUMANA SL sind der Muttermilch angeglichen, also eine „adaptierte Muttermilch". Adaptierte Milch heißt, dass sie bezüglich der Mengen denselben Fett,- Eiweiß- und Zuckergehalt besitzt. Diese Hautkrankheiten treten auch bei gestillten Kindern auf, bei denen die Mutter eine Menge von Kuhmilchprodukten isst. Denn die Nahrungsanteile bei der Mutter gehen auch in die Brustmilch über. Interessant ist, dass diese Hautstörung immer sofort verschwindet, sobald der Säugling kuhmilchfrei ernährt wird bzw. ältere Kinder und Erwachsene die **Dr. Werthmann Diät** bekommen. Dasselbe gilt auch für den Milchschorf und das Analekzem. Letzteres zeigt eine Haut-Schleimhautgrenze mit verstärkter Entzündung, die durch den sauren Stuhl und die Gärung verursacht wurde. Einfach die **Dr. Werthmann Diät** und zusätzlich eine Fettsalbe benützen, dann verschwindet das Analekzem binnen kurzer Zeit. Einer Kinderkrankenschwester zufolge gibt man ein paar Tropfen Muttermilch in das Badewasser oder bestreicht diese Ekzemstellen mit Frauenmilch. Das kann Wunder erwirken. Diese Stellen heilen sofort problemlos ab. Einer alten pädiatrischen Regel entsprechend füttert man die kuhmilchfreie Diät und badet solche leidende Kinder im warmen Salzwasserbad (ohne Seife) täglich 10 Minuten, und das Ekzem oder die Seborrhöe verschwinden sehr schnell.

Diese Hauterscheinungen flackern in höherem Alter wieder auf und weisen auf immer wieder auftretende Diät-Fehler im täglichen Essen hin. Das heißt, diese seborrhoischen Ekzeme bestehen ein Leben lang, nur werden sie in minderer Ausdehnung vom Patienten großteils ignoriert. Sie verschwinden, falls man mit der **Dr. Werthmann Diät** die Dünndarmschleimhaut behandelt. Einen wichtigen Punkt möchte ich anführen: Die Worte Vierziger und Milchschorf erklären einfach alles: Die meisten Mütter stellen nach 40 Tagen (6 Wochen) Stillzeit auf ein Kuhmilch-Präparat oder Zusatznahrung um. Dann kommt das Ekzem. Deshalb der Name Vierziger. Ebenso tritt beim Umstellen von der Muttermilch auf ein Kuhmilchpräparat das Ekzem (Milchschorf) auf.

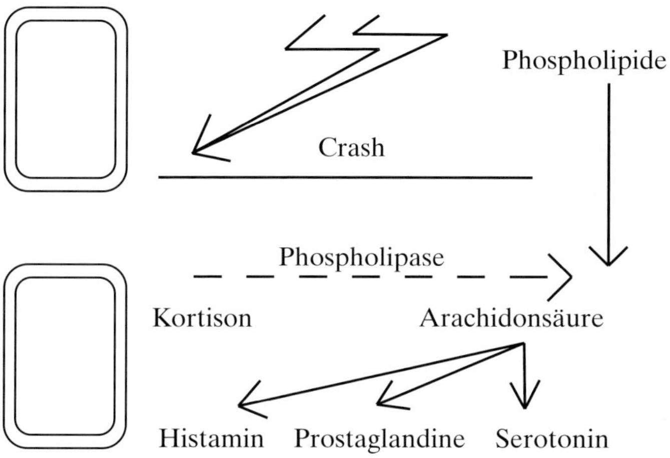

Abb. 16: Auslösung des Juckreizes durch den Untergang von Zellen (Zeichnung des Autors)

Es ist wichtig, die **Herkunft des Juckreizes** zu kennen, denn das Jucken wird mehrheitlich durch die Dünndarmschleimhaut-Atrophie verursacht. Wenn Körperzellen zugrunde gehen, dann treten aus der Zellmembran sowohl die darin gespeicherten Phospholipide als auch die Phospholipase aus. Die Phospholipase baut die Phospholipide zu Arachidonsäure ab. Diese zerfällt wieder in die Produkte Histamin, Serotonin und Prostaglandin. Alle drei Stoffe sind Allergiemediatoren und richtige Juckreizerzeuger. Manche Ärzte meinen, die Ursache seien oberflächliche Zellen der Haut. Teilweise stimmt das, aber ursprünglich sind in großen Mengen die Schleimhautzellen des Darmes zugrunde gegangen, und diese haben das Ekzem erst richtig gebildet. Also müssen so ein Ekzem oder eine Neurodermitis sofort immer an eine maskierte Darmallergie erinnern. Verwendet man ein Kortisonpräparat für die Haut, wird der den Juckreiz aufbauende Prozess zwischen Phospholipiden/Phospholipase einerseits und der Arachidonsäure andererseits gestoppt, Antihistaminika greifen zwischen Arachidonsäure und der Bildung von Histamin ein. Sobald man aber mit der Kortison- oder Antihistaminika-Gabe stoppt, wird der Juckreiz wieder ärger, da die aufgestauten Prozesse jetzt zu Ende geführt werden müssen. So ist es also fraglich, ob das Kortison auf Dauer wirklich hilft.

Neurodermitis

Die ersten Hinweise auf eine beginnende Neurodermitis oder ein Eczema infantum sind trockene Hautstellen. Sie müssen nicht jucken, aber die Trockenheit zeigt an, dass der Dünndarm erstens ein Schwachorgan gefunden hat und zweitens, dass Minimengen der Antigene sich in der Nahrung befinden und den Dünndarm schädigen. Sobald die Neurodermitis ausgebrochen ist, stellt sich das Problem mit dem Juckreiz ein. Diese Hautkrankheit wird von den meisten Ärzten falsch diagnostiziert und sehr oft fehlinterpretiert. Sie ist eine typische Maskierung der allergischen atrophen Darmschleimhaut und wird als ultima Ratio meistens mit Kortisonsalben behandelt. Man kann auch den bösen Satz von Therapeuten hören „mit dem Problem müssen Sie ein Leben lang auskommen". Der Autor kann nur seine durchaus positive Erfahrung mit mehreren tausenden Kindern, Erwachsenen und auch erst im höheren Alter (wieder) aufgetretenen Neurodermitis-Fällen mitteilen: Alle Patienten sind auf die **Dr. Werthmann Diät und Fortakehl D5 Tropfen** wesentlich besser geworden, die Kinder und Jugendlichen hatten durch das Einhalten der Diät überhaupt keine Beschwerden mehr. Sie hatten auch keine trokkene Haut. Bei den Erwachsenen war öfters das Gasthausessen eine Qual. Mit gutem Willen haben es alle zustande gebracht. Einige Wenige haben nach ein paar Monaten wieder mit der Diät aufgehört und binnen kurzer Zeit wieder die alten Beschwerden bekommen. Einzelne dieser Gruppe haben sich der Kortisontherapie verschrieben und durchwegs einen Kortisonschaden (Kortisondiabetes, Kortisonstatur) bekommen. Wenige aus dieser

Gruppe haben die Diät ein zweites Mal begonnen und dann für ein Leben lang beibehalten. Denen ging und geht es gut, und sie sind dankbar für diese einfache Heilmethode.

Kortisonsalben (3-5% Kortison) sollten nur in extremen Akutfällen oder bei Neugeborenen mit stärksten Hauterscheinungen 1-2 Wochen lang benützt werden, danach wird das nicht mehr notwendig sein, da dann die Diät alleine schon das Leiden beruhigte. Man fragt sich, welche Dauerwirkung das Kortison hat. Wird die Kortisongabe beendet und der Zelluntergang noch nicht gänzlich durch die Diät minimiert, dann wird die Neurodermitis wieder stärker. Hier muss der behandelnde Therapeut den Patienten auf die eventuelle kurzfristige Verschlechterung beim Ausschleichen mit den Kortisongaben hinweisen. Andernfalls greift dieser immer wieder zu Kortison. Wichtig ist, dass man anfänglich den Patienten auch **Natrium bicarbonicum** (=Speisesoda) 2x 1 Messerspitze tgl. in 50g warmes Wasser zum Trinken oder **ALKALA T tgl. morgens 1 Tablette** verordnet, da damit schnellstens ein alkalisches Milieu im oberen Dünndarm geschaffen wird. Zusätzlich kann man wie den kleinen Kindern auch den Erwachsenen Salzbäder verschreiben. Die heilen immer und nehmen vor allem den Juckreiz. Somit kann im basischen Milieu keine Entzündung entstehen, die regelrechte Verdauung kommt wieder und wird weiter gefördert. Die Intensität des Juckreizes mindert sich deutlich. In hohem Prozentsatz der Kranken verschwindet er.

6) Knochen und Gelenke und die Dünndarmschleimhaut-Atrophie

Gelenksschmerzen

Für die Patienten ist es beinahe nicht oder nur sehr schwer erklärbar, dass auch die Gelenke maskierte Organe bei einer Dünndarmschleimhaut-Atrophie darstellen und dann noch schmerzen können. Man soll nur die Patienten oder Eltern darauf aufmerksam machen, dass in jedem Gelenk eine Gelenksinnenhaut besteht, die das entzündliche Sekret der Proteine ins Gelenk ausscheiden kann, und das schmerzt.

Coxitis oder Gonarthritis juvenilis

Diese Krankheit der Kleinkinder, aber auch der Jugendlichen ist es wert zu erwähnen, weil sofort an moderne Rheumamittel gedacht wird und nicht an die Dünndarmschleimhaut-Atrophie. Bereits Dr. Voll hat mit seiner EAV-Methode dieses Phänomen als erster Mediziner 1950 dargestellt. Er berichtete über Gelenksbeschwerden, deren Ursprung im Darmraum lag. Bei Kleinkindern im Alter von 18 Monaten bis 5 Jahren kann es vorkommen, dass sie plötzlich hinken und sich herausstellt, dass sie an einer Coxitis oder Gonarthritis leiden. Natürlich leiden diese Kinder an der Dünndarmschleimhaut-Atrophie. Die Bauchregion, insbesondere die Appendixregion, sind total frei von Schmerzen oder Druckschmerzen. Bitte, untersuchen Sie aber diese Region, um eine doch vorhandene Blinddarmentzündung nicht zu übersehen. Dr. Voll verordnete Tee und Zwieback, modern meidet man die Produkte von Kuhmilch und Hühnerei und verordnet die **Dr. Werthmann Diät** und **Fortakehl D5** (Tropfen 2x4 tgl.). Anfänglich gibt man zusätzlich eine Prise **Natrium Bicarbonat** (Speisesoda) und 5 Tropfen **Citrokehl**, und die Schmerzen verschwinden innert kurzer Zeit.

Zugleich schreibt Dr. Voll über erwachsene Europäer, die von einem USA-Aufenthalt zurückkommen und über Knie- oder Hüftschmerzen klagen. Er konnte auch hier schon damals mit der EAV-Methode Reizstoffe aus dem Darmtrakt nachweisen und ausleiten. Anschließend waren die Patienten schmerzfrei. Er war der erste Arzt, der die Maskierung des Darmleidens mittels der Gelenke erkannte. Allerdings sprach er das nicht so markant aus.

Dr. Voll fand den Lymphmeridian beginnend auf dem Daumen und fand die Enden des Lymphgefäßmeridians am oberen Rücken, wobei noch Sekundärgefäße zum Blasenmeridian verlaufen. Die Messpunkte waren die Lymphe 11-14. Die Punkte Lymphe 11 und Lymphe 12 sind für die Oberbauchorgane und den Verdauungstrakt Entlymphungspunkte und daher sehr wichtig.

Schultergelenks-Schmerzen

Das können auch Tonsillenschmerzen sein. Man ertastet sie über die Adler-Punkte. Bitte die richtigen Schulterpunkte aus dem Lehrbuch von Peter Dosch suchen.

Adler-Messpunkte

Dr. Ernesto Adler war ein deutscher Zahnarzt in Spanien, der sich mit der Naturheilkunde befasste und an Affen die Zahnprobleme untersuchte und ihre Heilung versuchte. Nach ihm sind die Schmerzpunkte in der nuchalen Gegend des Menschen paramedian beschrieben. Der oberste Punkt liegt paramedian in der Fossa nuchalis auf beiden Seiten des Beginns der Wirbelsäule und zeigt die Nasennebenhöhlen, der nächste Punkt ist eine Fingerbreite tiefer und zeigt die Maxilla mit ihren Zähnen, und der nächste Punkt ist wiederum eine Fingerbreite tiefer und zeigt die Tonsillen. Nochmals genau erklärt:

Punkt 1: liegt in Fossa nuchalis und zeigt an, ob die Nasennebenhöhlen ohne Entzündung sind.

Punkt 2: liegt einen Fingerbreit tiefer, zeigt die Maxilla mit den Oberkieferzähnen und ob in diesem Gebiet etwas entzündet ist.

Punkt 3: liegt wieder einen Fingerbreit tiefer, zeigt die Mandibula mit den Unterkieferzähnen und ob in diesem Gebiet etwas entzündet ist.

Punkt 4: liegt wieder einen Fingerbreit tiefer, zeigt die Regio tonsillaris und ob eine Entzündung an den Tonsillen besteht.

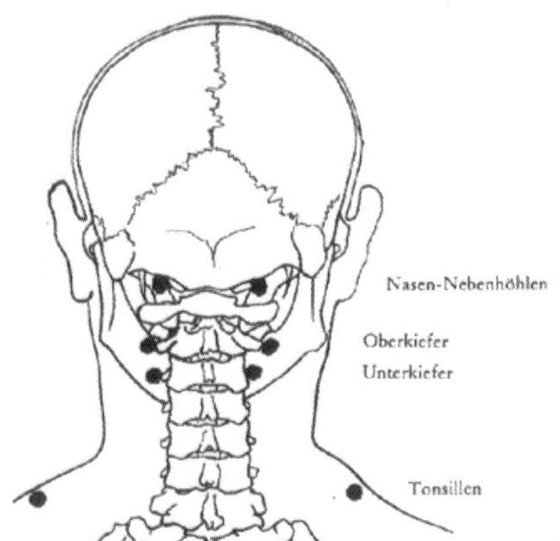

Abb. 17: Adler-Messpunkte

Morbus Bechterew
Einige jugendliche Patienten kamen mit ihren Kreuzschmerzen zu mir in Therapie. In der Neurologischen Klinik wurde bei ihnen ein M. Bechterew diagnostiziert, der dann von der Orthopädischen Klinik übernommen und behandelt wurde. Sie waren erst 14-18 Jahre alt und wollten noch nicht mit gekrümmter Wirbelsäule daher laufen. Nachdem ich mir die Röntgenbilder angesehen hatte, die Familien und daher auch die Burschen schon lange wegen ihrer Dünndarmschleimhaut-Atrophie kannte, wurden sie gleich wieder auf die **Dr. Werthmann Diät** gesetzt. Es dauerte maximal zwei Monate, dann waren sie schmerz- und beschwerdefrei und konnten ihre Wirbelsäulen-Gelenke belasten. Einer war in der Ofensetzerlehre und konnte wieder die dänischen Eisenöfen tragen. Aber bei geringsten Essenssünden kamen die Schmerzen wieder. Dieselben Phänomene konnte ich bei einigen erwachsenen Patienten bemerken. Das Grundlegende ist immer, die Diät einzuhalten, dann werden die Beschwerden deutlich besser oder verschwinden total. Das überzeugt mit der Zeit auch den ungläubigsten Menschen, dass diese Wirbelsäulen-Gelenksschmerzen auch von der Dünndarmschleimhaut-Atrophie abhängen. Ich habe diese Menschen 10 Jahre später getroffen und sie erzählten mir, dass bei kleinsten Diätfehlern die ursprünglichen Schmerzen wieder da sind.

Beinlängen-Differenz
Diese stehen im Zusammenhang mit Lymphknotenschwellungen im Waldeyer' schen Rachenring. Es kommt zu einer Bewegungsblockade im oberen, cervicalen Wirbelbereich. Die daraus resultierende Schieflage von Kopf und Gebiss nach einer Seite führt zur gleichen Schieflage im Beckenbereich.

7) Neurologische Beschwerden und Dünndarmschleimhaut-Atrophie

Für die meisten Ärzte und Heilpraktiker mag es verwunderlich sein, dass sowohl das zentrale Nervensystem als auch das vegetative Nervensystem von der Dünndarmschleimhaut-Atrophie als

Sitz von maskierten Krankheiten genommen werden. An dieser Stelle sei nur an die Arbeit über psychische Krankheiten verwiesen. Der Zusammenhang zwischen Darm und ZNS ist nicht verwunderlich. Das zentrale Nervensystem gehört zu den sieben tuberkulinischen Organgruppen. In der Akupunktur bzw. in der Elektroakupunktur liegen der Dickdarmmeridian am 2. Finger radial und der von Voll gefundene Meridian der nervalen Degeneration am 2. Finger ulnar. Entscheidend ist der Summationspunkt (SMP) am distalen Winkel des Mittelgliedes. Er sagt etwas über die vegetative Belastung bei Störfeldern, Allergien, Dysbiose und bei Umweltbelastungen aus.

Essen gegen Rheumatismus

Man sieht, wie die Medizin schön langsam den Verdauungstrakt auch bei neurologischen Fällen als Ursache mit einbezieht. Sehr häufig sind zwei verschiedene Meridiane involviert in die Maskierung. Hier sieht man das ganz gut: Verdauungstrakt und Nervenmeridian. Es beweist wie richtig es ist, dass die Chronizität eine eigene Krankheit ist.

Die Normalmedizin lernt langsam, auf den Darm aufmerksam zu werden und das Essen mit in die Therapie einzubauen. „Essen gegen Rheumatismus“ lautete eine Überschrift in der Ärztezeitung von Österreich (Oktober 2007) und weist den richtigen Weg. Rheumatismus ist eine Krankheit, die als Folge der intestinalen Allergie angesehen werden darf, und deshalb ist eine **Dr. Werthmann Diät** richtig. Die Diät muss allerdings sehr strikt eingehalten werden und soll längere Zeit (mindestens 3-12 Monate) durchgehalten werden. Die therapeutischen Erfolge mittels der Diät und Fortakehl D5 Tbl. ist mitunter frappierend.

Plötzlich auftretender Juckreiz oder Schmerzstelle:

Die Differenzierung bei nervlichen und/oder juckenden Störungen bezüglich der Ursachenerhebung verlangt eine Abklärung:

<u>Fragen an die Patienten nach besonderen Gesichtspunkten</u>:

1) Seit wann bestehen die Beschwerden?

2) Treten die Beschwerden immer an derselben Stelle auf oder wechseln sie den Ort?

3) Juckt oder schmerzt es dauernd oder zeitweise? Nach welchen Speisen oder welchen Getränken tritt das auf? Was sind die Lieblingsspeisen oder Speisen, die Sie nicht wollen?

4) Vielleicht bringt das weiter: Was war vor dem Beginn des Juckreizes oder der Nervenschmerzen? Litten Sie an einem viralen Infekt, einer bakteriellen Entzündung, einem extrahierten Zahn, an einem anderen zahnheilkundlichem Eingriff, einem Diätfehler, einem Erbrechen, Durchfall oder Verstopfung oder hatten Sie eine metabolische Störung mit weiteren Haut- oder Nervensensationen? Oder gab es ein psychisches Trauma?

Fragen für den Therapeuten:

1) War der Patient kurz zuvor beim Zahnarzt? Hat die Bearbeitungsstelle eine bestimmte Vorzugsstelle, liegt diese auf einem Meridian oder über einem Gelenk oder einer Narbe?

2) Wenn ein Gelenk oder eine Narbe angegeben wird, muss man sich fragen: Welchen Meridian tangiert das Gelenk oder die Narbe, und auf welcher Seite eines Fingers oder einer Zehe (lateral oder medial usw.)?

3) Und schließlich: welchem Zahn ist der befallene Meridian zugeordnet?

4) Hat der betreffende Zahn eine Störung wie Wurzelbehandlung oder Granulom oder einen Stiftzahn bzw. eine Zahntasche? Ist die Narbe auffällig dick oder hat sie ein Keloid?

Nerven-Schmerzen allgemein

Schmerzen deuten immer auf eine Mitbeteiligung der Lymphgefäße hin. Das ist wichtig, da man sehr gut über das EAV-Wissen solche Gegenden wesentlich leichter aufgezeigt bekommt.

Die Schmerzen behandelt man primär mit der **Dr. Werthmann Diät** und **Fortakehl** D5 Tbl. (2x1 tgl.) sowie mit **Citrokehl (**2-3x tgl. 10 Tropfen) und **Sanukehl Myc** D6 (Tropfen 2x10 tgl.).

Bei der Beurteilung der Schmerzen muss man den Einfluss der Lues-Antigene im erbgenetischen Teil bedenken, denn sie sind bei den Heilungsvorkehrungen bremsend (siehe Seite 13). Man kann natürlich homöopathisch die aktivierten Lues-Antigene zu neutralisieren versuchen. Man bedenke, dass allein durch die **Dr. Werthmann Diät** eine nervliche Ruhe eintritt und die Entzündung stark zurückgeht. Die Lues-Antigene verlieren ihren bremsenden Effekt, sodass der Zeitrahmen für die Heilung der Schmerzen verkürzt wird.

Die meisten Symptome werden unter Schmerzen bei Rheumatismus, Nervenbeschwerden oder Störfeldbeschwerden geführt und behandelt. Sie können natürlich auch als Beschwerden nach Amalgameinführung in den Mund oder sonstigen Zahnstörungen auftreten. Die wirkliche Ursache Dünndarmschleimhaut-Atrophie kennen nur wenige. Sie ist immer mit einer Tendenz zur Chronifizierung mit zusätzlicher Maskierung verbunden. Also können die Schmerzen Ausdruck der Maskierung darstellen.

Das ist insofern wichtig, weil Muskelpartien und Gelenksregionen viel Lymphgefäße aufweisen. Der Autor konnte schon vor 35 Jahren die Ursache von lanzierenden Schmerzen an bestimmten Stellen der Kopfhaut eruieren. Es sind immer die erwähnte Tonsillitis und die einzelnen Zähne; heilen ging nur über die **Dr. Werthmann Diät** und **Fortakehl D5** Tbl. Nach Eruierung der Ursache half und hilft sehr schnell eine Procain-Injektion an die gleichseitige Tonsille oder ihre Narbe bzw. an die Zähne. Es hilft auch eine Procain-Injektion an das Peritoneum, um der Dünndarmschleimhaut-Atrophie einen Heilstoß zu geben.

Wichtiger Hinweis: Starke lanzinierende Schmerzen an der Haarwurzel: Die Projektion der Schneidezähne hat ihre Stellung am Haarboden an der dorsalen paramedianen Region, und die Weisheitszähne stehen an der frontalen paramedianen Region. Das ist vorerst auch dem Autor nicht glaubhaft vorgekommen, aber es ist so. Die übrigen Zähne liegen zwischen beiden Feldern. Bemerkenswert ist, dass Patienten bei der von den Tonsillen besetzten Stelle über starke Schmerzen beim Kämmen klagen. Das alleine ist bereits ein Hinweis auf eine Maskierung.

Interessant sind auch die Schmerzen an der Hinterseite des Oberschenkels am Blasenmeridian entlang. Dr. Voll hat hier die besetzten Stellen des gesamten Genitale gefunden. Wenn man solches Wissen der EAV benützt, kann man immer an die wahre Ursache der Störung kommen.

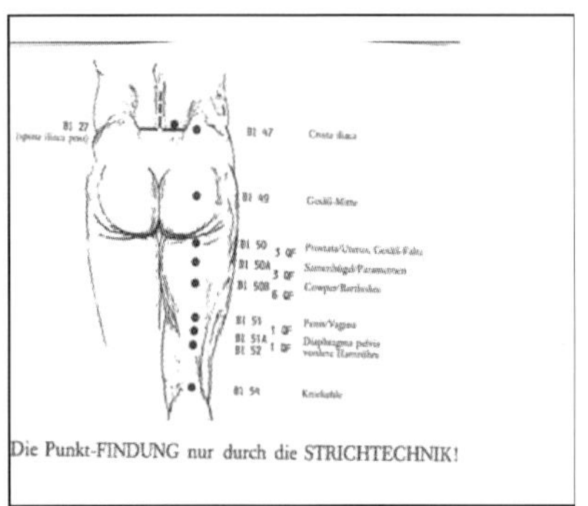

Abb. 18: Genitale projiziert auf Oberschenkel

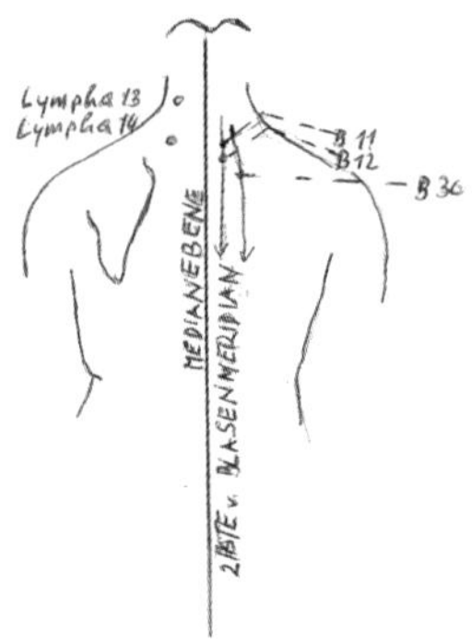

Abb. 19: Lymphgefäß am Rücken (Sekundärgefäße zwischen Lymph- und Blasenmeridian)

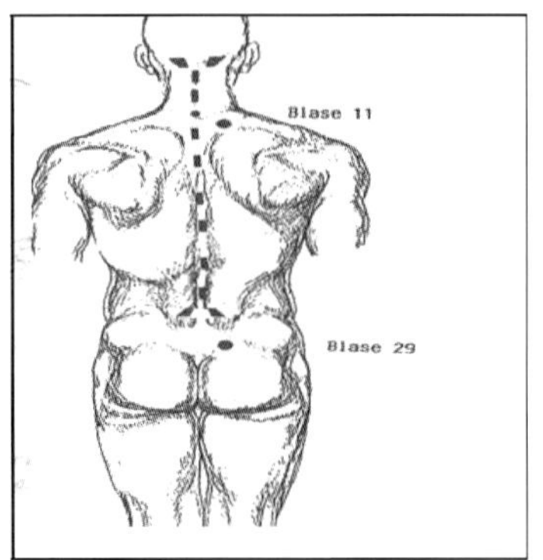

Abb. 20: Wirbelsäule und Blasenmeridian (Abb. 18, 19, 20 aus Dr. Werthmann Elektro-Akupunktur nach Dr. Voll)

Schmerzen in der Schultergegend: In der dorsalen Schulterregion verläuft der Lymph-Meridian mit seinen Punkt 14 (Höhe des ersten Thorakalwirbels 3 Querfinger lateral davon und dann ein Sekundärgefäß zum Blasenmeridian); er zeigt die Entlymphung der regionalen Gegend UND des urogenitalen Raumes, möglicherweise sogar der Stirn- und Kieferhöhle an; Punkt Lymphe 13 (in der Höhe des 6 Halswirbels 4 Querfinger davon lateral):

Entlymphung der Siebbein- und Keilbeinhöhlen sowie des Schultergelenkes. Der Lymphmeridian mit seinen Punkten 13 und 14 ist von Dr. Voll gefunden worden. Diese Punkte liegen für den Arzt an atypischer Stelle, an denen man den Oberbauch nicht vermutet. Es sind:

Lymphmeridian 11: Der Punkt ist leicht zu merken, da alle Lymphgefäße in den Ductus thoracicus münden. Alle endokrinen und vegetativen Organe sind auf diesen Meridian der Lymphgefäße des Oberbauchs projiziert. Er liegt zwei Querfinger oberhalb des kranialen Randes der Clavikula und einen Querfinger hinter dem Hinterrand des Sternocleidomastoideus.

Lymphmeridian 12: Der Messpunkt liegt ganz in der Nähe des Schnittpunktes der drei Meridiane Dü/3E/Gb (Dünndarm, Dreifach Erwärmer und Gallenblase) am Vorderrand des Musculus trapezius an dem Punkt, bei dem bei Hochheben des abgewinkelten Armes der Musculus levator scapulae tastbar wird. Neben den Tonsillen können sich dort auch die Oberbauchorgane darstellen und deutlich schmerzen. Man kann damit sehr gut Nasennebenhöhlen vom Schmerz befreien. Es ist für die Therapie wichtig zu wissen, dass die Unterspritzung mit Procain des Punktes Lymphmeridian 12 in Kombination mit der oralen Gabe von Fortakehl D5 und der Verordnung der Werthmann Diät eine gleiche Wirkung zeigt wie eine Injektion an das Peritoneum am Alarmpunkt des Dickdarmes (M25).

Juckreiz

Er ist eigentlich eine Hautbeschwerde, wird aber ganz bewußt oft beim Neurologen erwähnt, da viele Patienten glauben, Juckreiz sei eine Nervenangelegenheit. Nicht selten kommen Patienten und klagen über Juckreiz nicht an den Fingern oder Zehen, sondern an der Basis der Zwischenzehen (an den Schwimmhäuten) bzw. der Zwischenfingerräumen. Die meisten Therapeuten glauben sofort an eine Candidabesiedelung an den Zehen oder Fingern und verschreiben eine Candida-Therapie. Nein, die Fingerzwischenräume zeigen einen kranken Waldeyer Rachenring mit Tonsillen. Natürlich sind die Fingerzwischenräume ein maskierter Hinweis auf die Dünndarmschleimhaut-Allergie mit Peyer Plaques-Atrophie. Dazu kann noch kommen, dass mancher Therapeut glaubt, er muss zuerst den Candida-Pilz mit allopathischen Mitteln und nachher erst naturheilkundlich behandeln. Das muss der Autor bezweifeln. In diesem Fall nimmt man eine **Dr. Werthmann Diät** mit Fortakehl D5 Tbl. oder Exmykehl Zäpfchen. Natürlich darf das **Speisesoda** (Natrium bicarbonicum) nicht fehlen. Im alkalischen Milieu gibt es keine Entzündung und kein Pilzwachstum.

Ein- oder Durchschlafstörungen
Man findet dafür viele Ursachen. So kann dieses Leiden eine unmittelbare Störung einer Dysbiose sein, aber auch eine Störung in der Absorption darstellen. Natürlich kann das auch ein Mangel an Vitaminen oder Mineralien darstellen. Es kann auch eine versteckte Störung im Zuckerhaushalt sein. Mitunter kann eine Haarmineralanalyse eine Störung finden, evtl. sogar eine andere Darmstörung anzeigen.

Herabsetzung der Merkfähigkeit bis hin zur Vergesslichkeit
Beide Störungen sind feste Symptome der erwähnten Allergie und zugleich Störungen der Hirnleistung. Man kann natürlich diese beiden Fähigkeiten mit vielen Ursachen in Zusammenhang bringen, aber sie sind besonders markant bei der Dünndarmschleimhaut-Atrophie. Sie fangen schon in jüngeren Jahren an, wobei auch Mittelschüler betroffen sind. Interessant ist die Tatsache, dass bei Einhaltung der **Dr. Werthmann Diät** kombiniert mit Fortakehl D5 (Tbl. 2x1tgl.) und NADH (Tbl. 1x1 tgl.) sich diese Symptome wieder aufheben. Das NADH, Nicotinamid-Adenin-Dinukleotid, ist ein kationisches Redox-Coenzym von Dehydrogenasen, das Nicotinamid enthält; es wird durch Reduktion zum NADH und dient zur Energiegewinnung in der Atmungskette.

Den durchaus größten Anteil an der Ursache hat die Dünndarmschleimhaut-Atrophie. Es gibt das **Leaky Gut Syndrom**. Der Name bezeichnet nur eine poröse Darmschleimhaut. Sobald man so eine Schleimhaut besitzt, mangelt es auch an den entsprechenden Mineralien. Automatisch folgen die Schlafstörungen und das **chronische Müdesein** (Chronic fatigue).

8) Psychische Beschwerden und die Dünndarmschleimhaut-Atrophie

Dieses Kapitel und die geschilderten Beschwerden sollten Eltern, Aufsichtspersonen und Lehrer aufmerksam lesen und soweit wie möglich akzeptieren. Die Großeltern, Tanten und Onkel sind nicht ausgenommen, denn diese Personen meinen alles besser. Nicht beleidigt sein, niemals persönlich werden, nie vergleichen, denn jedes Kind erlebt eine andere Zeit des Heranwachsens und des Pubertierens. Denken sie immer zuerst an die Dünndarmschleimhaut-Atrophie, denn da können sie mit der **Dr. Werthmann Diät** nichts falsch machen und sehr schnell das Gemüt des Jugendlichen beruhigen.

Pubertätsstörungen sind feste Symptome der erwähnten Allergie und zugleich Hirnleistungen. Man kann natürlich diese beiden Fähigkeiten mit vielen Ursachen in Zusammenhang bringen, aber sie sind besonders markant bei der Dünndarmschleimhaut Atrophie. Sie fangen schon in jüngeren Jahren an, wobei auch Mittelschüler betroffen sind. Interessant ist die Tatsache, dass bei Einhaltung der Diät sich diese Symptome wieder aufheben.

Für Eltern und Kindergärtnerinnen

Vor- und Schulalter: Die Krankheit „Kuhmilchallergie" kann auftreten als: Nabelkoliken, 3- oder 4 Monatskoliken, Abdominalkoliken, Schniefen, trockene Haut, Laktoseintoleranz, Fruktoseintoleranz, Neurodermitis, Juckreiz, Husten, Erbrechen, Durchfall.

Diese Kinder werden auch von der Pädiatrie in Salzburg als „Schreikinder" geführt und benötigen vorwiegend chemische Medikamente. Bei einer Darmallergie denken über 95 Prozent der Menschen nur an Bauchschmerzen oder an Durchfall und Verstopfung. Diese Leiden betreffen eine Minderzahl von Menschen. Die meisten leiden an Beschwerden anderer Organe.

Keiner denkt an die Schädigungen anderer Organe und schon gar nicht an die Psyche. Manche Pädiater meinen, dass die Säuglinge und Kleinkinder nach mehr Aufmerksamkeit jammern. Das kann ohneweiters sein, nur die Kinder mit abdominalen Lymphdrüsen-Schwellungen beruhigen sich viel weniger als die, die nur mehr Aufmerksamkeit wollen. Geschwollene Lymphknoten schmerzen und hängen nicht von einer Laune ab. Die Beschwerden kann man bereits bei Kleinkindern sehr gut feststellen. Das fängt bereits im Säuglingsalter an. Sie werden quengelig und weinerlich, entwickeln ein aggressives Verhalten, werden schlaflos und machen die Nacht zum Tag. Die Eltern glauben, sie seien hungrig und reichen die Flasche oder die Brust. Meist genügen ein paar Züge und die Kinder fangen wieder an zu schreien. Sie haben Blähungen und „Schnackerlstossen“, das ist Aufstoßen. Solche Kinder sind auch sehr quengelig und schreien nachts wegen Bauchschmerzen. Im späteren Alter werden sie aufsässig, streiten gerne mit Geschwistern und machen das Gegenteil von dem, was ihnen erlaubt wurde. Nun glauben die Erzieher oder die Eltern, dass die Kinder das mit Absicht getan haben oder tun. Das ist nicht richtig, diese Kinder wissen nicht, warum sie das getan haben, was sie dazu verleitet hat. Sie hatten oder haben auch nicht die Möglichkeit, vorher die Konsequenzen zu überdenken. Auch die sogenannten Wachstums- und Pubertätskrisen fallen viel ärger und verletzender aus. Natürlich und in den allermeisten Fällen selbstverständlich kann da die **Dünndarmschleimhaut-Atrophie mit der Peyer- Plaques Atrophie** eine Rolle spielen. Besser ausgedrückt ist es die intestinale Lymphknoten-Schwellung. Auch Speien und ein sogenannter Pylorusspasmus sind nicht nur somatische Erscheinungen, sondern können genau so gut psychisch initiiert sein. Die allergische psychische Veränderung ist so mannigfaltig, dass das beim Erzählen kaum einer glaubt. Schlechte Noten im Betragen und im Turnen sind an der Tagesordnung. Eine mäßige, nicht gleich zu merkende **Muskel-(Dys-)atrophie** erzeugt beim Erklimmen der Reckstangen große Probleme. Zusätzlich kommt immer noch ein mehr oder weniger starker Heuschnupfen dazu. Nach Ansicht des Autors sollten diese Kinder die **Dr. Werthmann Diät** bekommen, um ihre Fähigkeit zu turnen zu verbessern. Kinder, die an Heuschnupfen leiden, dürfen in der Pollensaison nicht im Freien turnen oder spielen. Das sollte auch von Lehrern und Heimpersonen beachtet werden.

Für Eltern und Lehrer

Wenn Sie als Lehrer oder als Aufsichtsperson von einem Jugendlichen dauernd „geärgert“ werden, lassen Sie seine Eltern kommen und reden Sie über die Dr. Werthmann Diät, diese ist allerdings strikt und längere Zeit einzuhalten. In den ersten Tagen werden die Jugendlichen höchst aggressiv sein und um sich schlagen. Sie wollen ihre Lieblingsspeisen (Schokolade, Jogurt, Eierspeise usw.) essen. Die ersten 5-10 Tage ohne diese Speisen kann für die Eltern ein Horrortrip sein. Nachher sind diese Kinder so biegsam und ruhig, wie man das sich vorher nicht vorstellen konnte. Sie werden sehr schnell in den meisten Fällen Ruhe bekommen. Die Therapie kann man auch mit dem Kochbuch[8] für diese Diät vornehmen.

Bei älteren Kindern beherrscht die Rastlosigkeit das Charakterbild. Diese Unruhe wird in der Schule ein Problem und wird meistens als Fehlverhalten bezeichnet. Das ist es aber nicht. Sehr oft sind Restless legs Begleiterscheinungen und können schon den Unterricht stören. Vielmehr ist das Kind ein allgemeiner Unruhestörer, der erst Nachbarn oder Vordermann stört oder dann den Lehrer. Nichts merken, Vergesslichkeit und schlampiges Schreiben oder Unaufmerksamkeit prägen den Lernstil des Jugendlichen. In der Pause herrschen Boshaftigkeit, Rempeln der Mitschüler, im Unterricht werden Vokabeln oder Rechenaufgaben schlecht gemerkt.

Kinder und Jugendliche beim Einkauf

Der Abschnitt ist für viele Eltern ein Martyrium, da sie nicht wissen, wie sie beim Einkauf die Kinder vor dem Kühlfach mit einer Menge von Milchprodukten fortbringen können. Auch sind Lebensmittel mit hohem Puringehalt, z.B. Fleischprodukte, sehr gefragt.

Kinder mit Restless legs und mit Rastlosigkeit.

Es ist unbedingt nötig, dass das Kind einen häuslichen Kühlschrank ohne Milchprodukte kennt und diese Lebensmittelgruppe es nicht mehr interessiert. Beim Einkauf ist darauf zu achten, dass das Fach mit Süßigkeiten umgangen wird. Denn es wird meistens viel Zeit zum Suchen geeigneter Schokoladen benötigt. Heute hat die Mehrzahl der Großläden ein separates Fach für kuhmilchfreie

---

8 Werthmann Konrad, Dr. med.: Ernährungsumstellung für chronisch Kranke und Allergiker - Kochrezepte, ISBN: 978-3-9520057-3-6 ebi-Verlag Kirchlindach/Bern

Schokolade. Aus eigener Erfahrung weiß der Autor, dass man jederzeit die Kinder für die aus anderer Tiermilch hergestellten Schokoladen (Schafmilch-, Ziegenmilch-Schokolade) begeistern kann. Man muss es lediglich als Besonderheit deklarieren. Als Pädiater war dieses Problem für mich immer eine überwindbare Angelegenheit. Ich schilderte den Kindern und Jugendlichen, wie schrecklich sie sich in der Schule aufführen, wie schlecht sie beurteilt werden. Zugleich sagte ich ihnen das Gegenteil, wie leicht sie ohne Milch und ohne Eier den Lernstoff erlernen können und wie sie das Zeugnis verbessern können. Ich erwähne immer den Kleineren, falls sie heimlich die verbotenen Speisen essen und dann von Bauchschmerzen oder Halsweh leiden, vielleicht Ohrenschmerzen bekommen, bekommt die Mama von mir den Auftrag, nicht sofort um die Medizin zu laufen, nein auch nicht Schmerzzäpfchen zu verabreichen, auch keinen warmen Tee einzugeben. Warum: Wenn sie sich nicht an meine Anweisungen halten, werden sie krank und die Mama hat Mehrarbeit. Das muss nicht sein. Wenn sie sich entsprechend den Anweisungen halten, werden sie von mir gelobt und bekommen meist eine kleine Belobigung (Bleistift, Block, selten Süßigkeit). Natürlich müssen die Eltern ebenso mit mir an einem Strang ziehen.

Wichtig: Den Verwandten soll man schon zu Anfang sagen, dass nur die **Dr. Werthmann Diät** angeboten werden darf.

Einige Gedanken zum Jausenbuffet in der Schule
Der Eigentümer des Jausenbüffets sollte angewiesen werden, auch einige Produkte ohne Ei und Kuhmilch anzubieten und besonders auch warme Getränke. Das kann allerdings nur über die Direktion gehen, deshalb sollte eine Kopie der erlaubten Speisen dort hinterlegt werden.

Psychische Beschwerden infolge der Fettsucht: Die Dünndarmschleimhaut ist ein mächtiges Organ, das die Medizin nach Meinung des Autors in seiner vollen Bedeutung noch nicht erkannt haben dürfte, geschweige denn akzeptiert hat. Dass es psychosomatische Beschwerden gibt, ist anerkanntes Wissen. Dass es aber auch somatopsychische Einwirkungen von diesem Organ geben kann, wundert die Fachwelt, und man glaubt es nicht. Man züchtet schon sehr früh übergewichtige und fettsüchtige Menschen.

Diese Kinder gewöhnen sich an oftmaliges Essen. Viele Eltern glauben nämlich, wenn die Kleinen weinen (vor Schmerzen durch die Lymphknotenschwellung), dann sind sie hungrig. Das ist falsch, man muss die Nahrungszeiten einhalten und Sojamilch verabreichen. Coca Cola ist nichts für Kinder! Pommes frites sind keine Kindernahrung, Tomaten-Ketchup ist nichts für Kinder. Meiden Sie alle Speisen, in denen viele Purinkörper sind. Das sind z.B. alle Speisen, die eine rote Schale haben wie Tomaten, rote Äpfel, rote Paprika, Dosengemüse, schlechthin eingedoste Speisen, Schokolade, Fastfood.

Purinkörperhaltige Speisen nicht geben bei starker Unruhe, bei Restless legs.

Schokolade soll man so spät als möglich kosten lassen. Man glaubt die Kinder sind gut genährt, dabei sind sie durch die Allergie mit Nährstoffen unterversorgt, bei gleichzeitiger Übergewichtigkeit. Wenn auch die „Adipositas-Epidemie" in Österreich nicht extrem hoch sein soll, so gibt es genug Patienten, die sich an ihrem Aussehen oder an ihrer eigenen Figur stoßen. Laut dem Bericht im Ärzteblatt „Ärztewoche" Nr. 38 (vom 06.09.2007) ist diese „Epidemie" jetzt auch auf Österreich übergegangen. Wenn man auf der Strasse aufmerksam die Menschen anschaut, sieht man genug übergewichtige Menschen. Das Problem besteht zunächst darin, dass prozentual 85 Prozent der Menschen auf Kuhmilch und Hühnerei allergisch sind und nach dem Motto „Ich liebe mein Allergen" diese beiden Speisen sehr lieben. Weiters kommt der Umstand dazu, dass durch das herkömmliche Essen und die Unvernunft gegenüber intestinalen Allergien die Dünndarmschleimhaut ganz allgemein mindestens sehr porös wird. In der „Ärztewoche" Nr. 38 (06.09.2007), Seite 10: In Österreich: 10-29% der Schulbuben und 6-42%(!) der Mädchen sind übergewichtig und 5-11% der Buben und 3-4% der Mädchen sind adipös. 20-64% der Männer und 20-40% der Frauen sind übergewichtig und 23% Männer und 25%Frauen adipös.

Das Protein kann ohne Selektion durch die Schleimhaut in den Körper eindringen und dann sein Fettpotential aufbauen. Das Prinzip "Iss die Hälfte" bringt keinen Erfolg. Auch diverse Mineraltabletten bringen keine Abhilfe. Leider kann man den meisten intestinalen Allergikern ihre Allergie mit Bluttesten nicht nachweisen. Aber der Nachweis gelingt immer über die klinischen Symptome. Eine deutliche Besserung geht nur mit der **Dr. Werthmann Diät** und von Anfang an zusätzliches **Speisenatron** (Natrium bicarbonicum).

Klienten in Altersheimen und **Dr. Werthmann Diät**

Dünndarmschleimhaut-Atrophie betrifft sehr häufig Insassen der Altersheime. Nach den eigenen Erfahrungen als Helfer in verschiedenen Altersheimen haben viele Einwohner einen Kieferknochenschwund und Osteoporose. Oft geht das Kauen oder das Schlucken sehr schlecht. Deshalb müssen sie zum Essen weich gekochte Speisen bekommen, und da besteht das tägliche Essen vorwiegend nur aus Milch und Eiprodukten und wenig Gemüse. Denn Milchprodukte findet man in Salatdressings, in Saucen, in Süßspeisen und Desserts. Die Menschen, die nicht mehr selbst essen können, bekommen hochkalorische Astronautennahrung. Die hochkalorische Nahrung beinhaltet über 20% Protein, mehrheitlich Milchprodukte. Es gibt auch das Gegenteil. Den Beißfähigen werden ganze Teller mit großen Blättern von grünem Salat ausgeteilt. Das ist genau das Falsche, denn kranke Bäuche können das Blatt fermentativ nicht mehr aufschließen und zerkleinern. Es gibt vermehrte Gasbildung. Die übrige Mehrheit der Heimbewohner will das bisherige in ihrem Alltag geübte Essen weitermachen, egal ob sie Allergiker sind oder nicht, egal ob sie adipös sind oder nicht. Nein, sie wissen nicht einmal, ob sie Allergiker sind oder nicht. Das Pflegepersonal in einzelnen Heimen hat keine Zeit für „Bewegungsübungen“. Die Bewohner sitzen zu viel, haben keine Bewegung und werden aus Zeit- und Personalmangel nicht an die frische Luft geführt. Was die Adipositas für das Betreuungspersonal bedeutet, kann man sich fast gar nicht vorstellen. Wie kann ein 130kg schwerer immobiler Mensch gewickelt, geduscht und auf den Leibstuhl gesetzt werden? Dabei werden die Patienten aggressiv, wollen alle fünf Minuten etwas anderes. Diese körperlichen und psychischen Probleme kann man ganz leicht ändern, indem man einfach ohne Fragen kocht nach der **Dr. Werthmann Diät**. Sobald diese Menschen keine Milch- und Ei- Produkte über eine Woche lang bekommen, haben sie keine Gier nach ihren Allergenen und können abnehmen. Zusätzlich können bei einer regenerierten Dünndarm-Mucosa die

Proteine nunmehr über die übliche Selektion die Darmschleimhaut passieren. Proteine und Weißbrot machen dick. Man muss diese nur aus dem Essensplan herausnehmen.

Die Erfahrungen des Autors bezüglich dieses Problems - Patienten und **Dr. Werthmann Diät** - sind in der freien Praxis sehr positiv. Bei strikter Führung und oftmaliger Besprechung der Koständerung im Beisein des Partners kann man tatsächlich abnehmen und keine Fehlernährung begehen. Was macht die Medizin? Sie entfernt das Fett und lässt die Patienten weiter essen. Alle Koständerungen müssten mehr auf die enterale Allergie achten, aber das tun sie zu wenig. Der Grund ist, dass man die Allergie gar nicht erwähnen will, da sie nicht da ist, wenn das der Arzt nicht will. Primär spielen sich Allergien zuerst im Hirn ab.

Die Psychiater und Neurologen sollten aufmerksam werden, wie ein Salzburger Neurologe und ein Psychiater psychische und neurologische Krankheiten besonders bei Kindern und Jugendlichen nur mit der Diät heilten. Eine Dünndarmschleimhaut mit gesunden Peyer Plaques, die alle erlaubten Stoffe aufnimmt, kann alleine schon ein frohes Gemüt bewirken. Außerdem verkleinert sich durch eine bessere Absorption die benötigte Dosis der Medikamente. Zusätzlich werden alle Fehlfunktionen der Bauchspeicheldrüse wieder normalisiert, sie wird nicht mehr überbeansprucht. Somit geht nichts an Lebensmitteln und Tabletten über vias naturales (Ausscheidung) verloren. Solange der Sympathikus nicht maximal durch das übliche Essen gereizt wird, gibt es auch keine Ausnahmezustände.

Um das alles zu verstehen, muss man die Zusammenhänge zwischen der Darmschleimhaut und den psychischen Krankheiten erklären, denn die Reaktionen der Psyche und die der Allergie verlaufen ähnlich. Prinzipiell darf man sie als überschießend beschreiben. Die Psyche beherrscht das vegetative Nervensystem, das aus dem Nervus sympathicus und dem Nervus parasysmpathikus oder Nervus vagus besteht. Die Behandlung sowohl der Psyche als auch der Allergie sind für die meisten Therapeuten sehr schwierig, weil diese mehrheitlich am falschen Ast beginnt. Sehr oft ist es die fehlende Einhaltung der **Dr. Werthmann Diät.**

Die Therapieversager sind für Patienten wie für die Ärzte unangenehm. Die Ursache wird meistens in der fehlenden Ansprechbarkeit des biologischen Systems auf die verabreichten Medikamente gesucht oder resignierend eine Therapie als derzeit nicht praktikabel dargestellt. Meistens wird nicht an die Möglichkeit gedacht, dass der ärztlichen Therapiefähigkeit ohne Beachtung der Atrophie der Dünndarmschleimhaut Grenzen gesetzt sind. Ohne auf die Vollständigkeit pochen zu wollen, sind bei der Therapie folgende Punkte zu beachten:

1) Die Kompensationsfähigkeit eines gesetzten Reizes und die damit verbundene Reaktionsbreite sind je nach Krankheitsbild, Alter, seelischer Grundlage und nach Stärke des Therapeutikums verschieden.

2) Die Noxenausfuhr ist bei chronisch vorgeschädigtem Zelle-Milieu-System des Intestinums deutlich eingeschränkt. Das heißt, man muss dabei aufpassen, dass man das die Maskierung verursachende kranke Organ (Dünndarmschleimhaut-Atrophie) nicht außer Acht lässt.

3) Die Balancestörungen im somato-psychischen und psychosomatischen Bereich können den Heilungsverlauf deutlich abändern.

Als oberstes Kontrollorgan über das Zusammenarbeiten beziehungsweise über die Pendelausschläge zwischen Psyche und Soma können die archaischen Zellen der lymphozytären Subpopulationen angesehen werden. Sowohl das vegetative Nervensystem als auch das angesprochene Immunsystem sind sehr alte Systeme und besitzen große Ähnlichkeiten. Vor allem sind sie in ihrer sensorischen Arbeit gut aufeinander abgestimmt, so dass Dysharmonien zwischen Psyche und Soma und ihre Auswirkungen auf der sympathischen Seite Reaktionen des Immunsystems veranlassen. Zusätzlich verwundert es nicht, dass Überlastungen durch angstauslösende Themen zu Adrenalinstößen führen und dasselbe wiederum Angst auslöst. Der Circulus vitiosus und seine Beschwerden sind in dem nichtssagenden und nur als Symptomendiagnose bekannten Ausdruck bekannt: Psychovegetative Beschwerden, vegetative Überlastung, neurovegetatives Zustandsbild.

Das immunologische Abwehrsystem, vor allem das intestinale Zelle-Milieu-System (Mucosa mit ihrem Bakterienrasen, Peyer Plaques) verfügt, wie die Psyche, über sensorische Fähigkeiten. Die Kommunikation wird teils über das Nervensystem und teils über die verschiedenen humoralen Systeme hergestellt.

Die sensorischen Anteile des Nerven- und des Immunsystems sind in ihrer Funktion ähnlich aufgebaut und benötigen für jede Reizvermittlung spezielle Rezeptoren wie Mechano-, Thermo- und Photo-Rezeptoren. In gleicher Weise lassen sich die Rezeptoren auf den immunkompetenten Zellen nachweisen. Auf den Zellmembranen der B-Lymphozyten ragen sie als Antikörper, bei den T-Lymphozyten als T-Zell-Rezeptoren heraus. T-Zell-Rezeptoren sind einarmig, arbeiten also mit einer Bindungsstelle zum Ankoppeln von Antigenen, während die B-Zell-Rezeptoren zweiarmige Antikörper darstellen. Die Reizerkennung ist nur über das Vorhandensein entsprechender Rezeptoren an der Zelle möglich, die molekulare Reizinformation kann jedoch über nervale Synapsen und über die Oberfläche der Zellen zusätzlich aufgenommen und verarbeitet werden. Über Blockierungen einzelner Rezeptoren beziehungsweise ganzer Systeme kann es zu weitreichenden Beeinträchtigungen in der Sensorik des Nerven- und Immunsystems beziehungsweise in der Homöostase kommen. Daraus entwickelnde Störungen verursachen folgende Beschwerden:

1) Wegen der mangelnden Therapiefähigkeit muss die Dosis eines Medikaments laufend erhöht oder auf ein anderes Medikament umgestellt werden. Manches Mal werden auch Mischungen von Medikamenten, vor allem Antibiotika, verschrieben.
2) Einzelne Beschwerden oder Symptome lassen sich nicht einfach beherrschen wie zum Beispiel Hypertonie, Hypercholesterinämie, Pollinose, Colitis oder die primär chronische Polyarthritis rheumatica.
3) Das einmalig deponierte Pathogen versucht der Körper über eine Krankheit mit "-itis", also mit einer Entzündung ausscheidungsfähig zu machen (Reaktionsphase nach Reckeweg). Gelingt dem Körper die Reaktionsphase nicht, kommt es zur Deposition bzw. Imprägnation. Hohe Medikamentendosen (Unterdrückung) wirken imprägnierend (Reckeweg).

VI Praktischer Teil

Dieser Teil ist für den Praktiker geeignet, um schnell eventuelle Verdachtspunkte zu erhärten. Es zeigt in Kürze, mit welchen Fragen man am schnellsten die Allergie und das spezielle Kapitel abfragen kann. Es muss dem Praktiker klar sein, dass sich viele Fragen bei den verschiedenen Kapiteln wiederholen oder überschneiden.

Dieser Teil enthält außerdem Erläuterungen zur Diät nach Dr. Werthmann und Diätrezepte. Der Autor möchte darauf hinweisen, dass ein dementsprechendes Buch für die Kinderheilkunde vorhanden ist: „Kuhmilch- und Eiweißallergien bei Kindern" im Sonntag Verlag /Stuttgart ISBN 3-8304-9055-0. Es kann große Hilfe für Betroffene (für Eltern und Erwachsene) bezüglich der Fragen und bezüglich der Kochrezepte sein.

1) Allergie mit subjektivem Schwachorgan (Maskierung)

Mögliches Schwachorgan	**Symptome** **Alle Beschwerden sind die Folgen der Dünndarmschleimhaut-Atrophie und NICHT die Ursachen**	**Fragen an den Patienten oder Eltern** **Wie und wo versteckt sich die Darmallergie? Seit wann leiden Sie Ja/nein**	**Antworten und Therapiehinweise** **Wichtigste Therapie**
Einzelne Darmabschnitte Der Darm selbst ist in diesem Fall das maskierte Schwachorgan und zugleich die Ursache.	Geblähter Bauch, Durchfall, chronische Obstipation, Magnesium-Kalkseifen-Stühle, Steatorrhö, Gallensäuren-Verlust-Syndrom, Darmpilze, Colitis, M. Crohn. Die Folgen sind Laktose-, Fruktose- Intoleranz, Darmpilz und jeder Organpilz, Ösophagitis und Refluxösophagitis, Magenbrennen.	Leiden Sie an Bauchschmerzen? Weint das Kind vor allem nachts oder nach dem Essen? Hat das Kind Bauchkoliken (Nabel- oder 3/4 Monatskoliken) Leiden sie an Husten, Schnupfen oder tränenden Augen? Leidet ihr Kind an Hautausschlag, Neurodermitis, Muskelschwäche? Leiden Sie an Durchfall (wie oft am Tag, welche Konsistenz? Knollig?) Leiden Sie an chronischer Verstopfung (wie viele Tage)?	**Dr. Werthmann Diät** anordnen und **Fortakehl D5 Tropfen** geben (pro Lebensjahr 2 x 1 Tropfen tgl. oral), ab 10. Lj. 2 x 10 Tropfen tgl. **Alkala T:** bei Kindern ab 5 Jahren 1-2 x tgl. 1/2 Tabl. Alkala T in warmes Wasser geben. Erwachsene: 2 x 1 Tabl. tgl. in warmes Wasser. Als Folge der Diät hören die Intoleranzen auf, ebenso das Erbrechen, Durchfall und die Obstipation. Eine stillende Mutter hält streng die Dr. Werthmann Diät: auf jeden Fall solange sie das Kind stillt!!

Mögliches Schwachorgan	**Symptome** **Alle Beschwerden sind die Folgen der Dünndarmschleim-haut-Atrophie und NICHT die Ursachen**	**Fragen an den Patienten oder Eltern** **Wie und wo versteckt sich die Darmallergie?** **Seit wann leiden Sie Ja/nein**	**Antworten und Therapiehinweise** **Wichtigste Therapie**
Das Darmorgan wird nach Funktionen abgefragt **a) Absorptions-Störung**		Leiden Sie an Reizdarm, IBS? Schmiert der Stuhl an der Muschel? Ist die Haut schwer zu reinigen? Leiden Sie an Blähbauch? Ist in Rückenlage das Niveau das Bauches höher als des Brustkorbes? Müssen Sie viel Luft aufstoßen? Haben Sie das Kind voll gestillt? Hält die Mutter eine Werthmann Diät ein? Lieben Sie süße oder saure Speisen? Hat das Kind öfters Infekte? Eine Halsentzündung? Eine Otitis? Hat das Kind Bauchkoliken? Einen Blähbauch? Durchfall? Obstipation? Hat es wässrige Augen? Hat es Schwierigkeiten nach Impfungen?	**Dr. Werthmann Diät** anordnen und **Fortakehl D5** Tropfen geben (pro Lebensjahr 2 x 1 Tropfen tgl. oral), ab 10. Lj. 2 x 10 Tropfen tgl., **Alkala T:** bei Kindern ab 5 Jahren 1-2 x tgl. 1/2 Tabl. Alkala T in warmes Wasser geben.

		Hat es Hautprobleme, Neurodermitis? Lernprobleme? Haben Sie Angst, haben Sie Konzentrationsschwäche? Leiden Sie an Vaginalpilzen oder an Hautpilzen? Hat Ihr Kind laufend Infekte? Hat es Aphthen? Ist es perianal gerötet? Haben Sie Magenprobleme?	
b) Immunorgan Es liegt in der Darmregion selbst	Die Zottenatrophie und teilweise Zerstörung der Peyer Plaques haben Folgen: Wenig IgA-Antikörper, keine Bildung des sIgA, daher keine Reparatur der Darmverletzungen, keine Unterdrückung der IgE-Bildung → Dysbakterie, Vermindertes Größen-Wachstum, geringeres Hirnwachstum	Haben Sie Verdauungsbeschwerden? Nehmen Sie ab oder zu? Schon diesbezügliche Untersuchung? Liebt ihr Kind Süßigkeiten, liebt es nur Fleischspeisen? Sind Sie gebläht? Hose zu klein? Haben Sie nach fettem Essen plötzlichen Durchfall? Schmiert der Stuhl an der Muschel? Brauchen Sie viel WC-Papier zum Putzen?	Meistens heißt es bei den Ärzten: Das Immunsystem ist noch nicht austrainiert: Richtige Antwort: In der Dünndarm-Schleimhaut werden Immunkörper (80%) gebildet, bei einer Überlastung des Darmes treten Immunitätsschwächen auf. **Dr. Werthmann Diät** anordnen und **Fortakehl D5** Tropfen geben (pro Lebensjahr 2 x 1 Tropfen tgl. oral), ab 10. Lj. 2 x 10 Tropfen tgl., **Alkala T:** bei Kindern ab 5 Jahren 1-2 x tgl. 1/2 Tabl. Alkala T in warmes Wasser geben. Erwachsene: 2 x 1 Tabl. tgl. in warmes Wasser.

Mögliches Schwachorgan	**Symptome** **Alle Beschwerden sind die Folgen der Dünndarmschleimhaut-Atrophie und NICHT die Ursachen**	**Fragen an den Patienten oder Eltern** **Wie und wo versteckt sich die Darmallergie?** **Seit wann leiden Sie Ja/nein**	**Antworten und Therapiehinweise** **Wichtigste Therapie**
c) Bakteriologie	Bei Stuhlbefunden zeigt sich ein Phänomen: Sobald der Pilzbefall ansteigt, fällt um diesen Prozentsatz E. Coli ab. Daher: Ändere das Darmmilieu! Der wichtigste Keim im Darm ist Streptococcus fäcalis	Leiden Sie an Allergien, an Enteritis, an Verstopfung? Riecht der Stuhl abnorm? Haben Sie starke Winde? Leiden Sie an Haut-Pilz-Phasen? (Pilzphasen in den Stirnhöhlen, in der Scheide, im After, zwischen den Zehen sind immer eine Folge der Dünndarmschleimhaut-Atrophie.)	**Dr. Werthmann Diät** anordnen und **Fortakehl D5** Tropfen geben (pro Lebensjahr 2 x 1 Tropfen tgl. oral), ab 10. Lj. 2 x 10 Tropfen tgl., **Alkala T:** bei Kindern ab 5 Jahren 1-2 x tgl. 1/2 Tabl. Alkala T in warmes Wasser geben. Erwachsene: 2 x 1 Tabl. tgl. in warmes Wasser.
Lymphorgan	Die Lymphorgane sind bei allen Menschen bei allen Maskierungen beteiligt, wie Lymphadenitis chronica, rezidivans, abdominalis, colli, Bauchkoliken; sie sind verantwortlich für Schmerzen	Mein Kind hat ständig Infekte. Schnieft Ihr Kind? Hat es viel Nasensekret? Es hat Wucherungen an den Mandeln (Tonsillen) und Polypen (Adenoide Wucherungen). Es ist Mundatmer (=lymphatisches Kind) Ist die Nase die ganze Zeit verstopft? Haben Sie zähflüssiges Nasensekret? Haben Sie vergrößerte	**Dr. Werthmann Diät** anordnen und **Fortakehl D5** Tropfen geben (pro Lebensjahr 2 x 1 Tropfen tgl. oral), ab 10. Lj. 2 x 10 Tropfen tgl., **Alkala T:** bei Kindern ab 5 Jahren 1-2 x tgl. 1/2 Tabl. Alkala T in warmes Wasser geben.

	Mundatmung	Mandeln und Polypen? Leiden Sie an Bauchkoliken? Haben Sie Bauchschmerzen? Sind Sie Mundatmer? Schnarchen Sie nachts? Hat das Kind Aphten? Ist es perianal dauernd wund? Leiden Sie dauernd an Infekten?	Erwachsene: 2 x 1 Tabl. tgl. in warmes Wasser. Hier ist der Darm Ursache und zugleich das Immunorgan. Keine Nasentropfen
Lungen und Atemwege Die Lunge atmet das Methan der Darmgase ab.	Multi-therapeutisch resistente offene TBC, Asthmatische Atmung, Aspergillom, Lungen-TBC Bronchitis, Dauerhuster	Seit wann hüsteln Sie? Haben Sie eine zeitweilige Beschleunigung der Atemfrequenz bis hin zur Atemnot? Haben Sie den Hustenreiz stark und lang anhaltend? Haben Sie Niesanfälle? Haben Sie einen Schatten auf der Lunge? Ist zu Hause jemand mit chronischem Husten?	**Dr. Werthmann Diät** anordnen und **Fortakehl D5 Tropfen** geben (pro Lebensjahr 2 x 1 Tropfen tgl. oral), ab 10. Lj. 2 x 10 Tropfen tgl., **Alkala T:** bei Kindern ab 5 Jahren 1-2 x tgl. 1/2 Tabl. Alkala T in warmes Wasser geben. Erwachsene: 2 x 1 Tabl. tgl. in warmes Wasser. Alle Lungenerkrankungen sind Aspergillus niger Erkrankungen, daher immer dazugeben **Citrokehl** 2 x 5-10 Tropfen oral und **Nigersan D5** Tropfen 2 x 5-10 tgl. oral

Mögliches Schwachorgan	**Symptome** **Alle Beschwerden sind die Folgen der Dünndarmschleim-haut-Atrophie und NICHT die Ursachen**	**Fragen an den Patienten oder Eltern** **Wie und wo versteckt sich die Darmallergie?** **Seit wann leiden Sie Ja/nein**	**Antworten und Therapiehinweise** **Wichtigste Therapie**
Mundatmer **Folgen des Mundatmers und der Zahnfehlstellung: Störung des Gebisses und der Zähne**	Zahnfehlstellung, Offener Mund Das exorbitante Wachstum der Tonsillen treibt die Zunge nach ventral, diese drückt auf die Zähne und macht einen Kreuzbiss. Auch Erwachsene sind Mundatmer und schnarchen. Auch der Erwachsene kann heute sein Gebiß regulieren lassen. Bitte keine Zahnextraktion: Sobald der 4er extrahiert ist, beginnen Darm-, Lungen- oder Pankreasbeschwerden. Sobald der 8er (Weis-	Ist Ihr Kind/sind Sie Mundatmer (immer offener Mund)? Schläft es mit offenem Mund? Ist die Nase die ganze Zeit nicht belüftet? Schnarchen Sie? Haben Sie Fehler im Gebiß?	**Dr. Werthmann Diät** anordnen und **Fortakehl D5** Tropfen geben (pro Lebensjahr 2 x 1 Tropfen tgl. oral), ab 10. Lj. 2 x 10 Tropfen tgl., **Alkala T:** bei Kindern ab 5 Jahren 1-2 x tgl. 1/2 Tabl. in warmes Wasser geben Erwachsene: 2 x 1 Tabl. tgl. in warmes Wasser. Von Geburt an DIÄT geben, suchen Sie sich einen isopatisch ausgebildeten Arzt oder HP. Diät nach Dr. Werthmann ist wirksam gegen die Tonsillenlypotrophie und konsekutiv gegen Kreuzbiss, muss aber mindestens bis zum 18. Lebensjahr beibehalten werden.

	heitszahn) extrahiert wird, kann es in kurzer Zeit zu einer Kniescheiben- Luxation kommen.		
Hals-Nasen-Ohren (HNO) Der Dünndarmmeridian verläuft hinter dem Ohr herum und der Dickdarmmeridian verläuft in das Ohr.	Tonsillitis, Otitis = Ohrenweh, Sinusitis = Nasennebenhöhlen-Entzündung Angebliche Pilzphasen in den Nasen-Nebenhöhlen sind sehr selten und immer eine Folge der Dünndarmstörung.	Leiden Sie an dauernd verstopfter Nase? An Dauerschnupfen? Leiden Sie an Allergie? Auch im Winter? Milben-, Pollen-Allergie? Verspüren Sie Knacken im Ohr? Hören Sie schlecht? Sind Sie Mundatmer? Haben Sie Lernprobleme, Gedächtnisstörungen? Haben Sie Durchfall, Verstopfung?	Keine Trommelfellpunktion Keine Kieferhöhlenpunktion **Dr. Werthmann Diät** anordnen und **Fortakehl D5** Tropfen geben (pro Lebensjahr 2 x 1 Tropfen tgl. oral), ab 10. Lj. 2 x 10 Tropfen tgl., **Alkala T:** bei Kindern ab 5 Jahren 1-2 x tgl. 1/2 Tabl. Alkala T in warmes Wasser geben. Erwachsene: 2 x 1 Tabl. tgl. in warmes Wasser. Immer zuerst den Darm heilen.
Augen	Blepharitis Konjunktivitis Tränenträufeln	Leiden Sie an grauem Star? Leiden Sie an grünem Star? Welche Augentropfen nehmen Sie? Wenn Sie bestimmte Sachen essen, haben Sie Reaktionen im Auge? Haben Sie Reaktionen am Auge durch vermehrten Blütenstaub?	**Fortakehl D5 Tropfen** geben (pro Lebensjahr 2 x 1 Tropfen tgl. oral), ab 10. Lj. 2 x 10 Tropfen tgl. **Alkala T:** bei Kindern ab 5 Jahren 1-2 x tgl. 1/2 Tabl. Alkala T in warmes Wasser geben. Erwachsene: 2 x 1 Tabl. tgl. in warmes Wasser. Für das Auge wichtig: Mucokehl D5 Augentropfen mehrmals tgl. einträufeln.

Mögliches Schwachorgan	Symptome **Alle Beschwerden sind die Folgen der Dünndarmschleimhaut-Atrophie und NICHT die Ursachen**	Fragen an den Patienten oder Eltern **Wie und wo versteckt sich die Darmallergie? Seit wann leiden Sie Ja/nein**	Antworten und Therapiehinweise **Wichtigste Therapie**
Blasen- und Nieren-Organ, Vagina, Penis (Geschlechtsorgane)	Cystitis, Prostatitis, Proteinverlust der Niere	Sind Sie Bettnässer? Benötigen Sie Einlagen? Haben Sie Nieren- oder Prostata-Probleme? Harnträufeln? Haben Sie Bauchschmerzen? Unter-/Oberbauch? Brennt es mal beim Verkehr? Juckt es in der Scheide? Zeitweilig oder permanent? Leiden Sie an verlängerten Monatsblutungen?	**Dr. Werthmann Diät** anordnen und **Fortakehl D5 Tropfen** geben (pro Lebensjahr 2 x 1 Tropfen tgl. oral), ab 10. Lj. 2 x 10 Tropfen tgl., **Alkala T:** bei Kindern ab 5 Jahren 1-2 x tgl. 1/2 Tabl. Alkala T in warmes Wasser geben. Erwachsene: 2 x 1 Tabl. tgl. in warmes Wasser. Pilze sind Folge der Dünndarmschleimhaut-Atrophie. Bei Vaginalpilz ist eine Milieuänderung der Blase und Vagina in Richtung saures Milieu sofort nötig Citrokehl 2 x 10 Tropfen tgl. Bei Rezidiven Urologen und Gynäkologen aufsuchen (Carcinom?)

Hautorgan	Neurodermitis Ekzema infantum Rosacea-ähnliche Dermatitis, Haujucken Schauen Sie, wie der Dünndarm- und der Dickdarm-Meridian verlaufen. Starkes Hautjucken ist immer ein Zeichen von massivem Zell-untergang (Darm).	Leiden Sie an Ekzemen? Leiden sie an Neurodermitis? Leiden Sie an Juckreiz? Ist der Popo immer wund? Ist das Kind zwischen den Beinen immer wund? Hat es eine rote wunde Haut, muss immer kratzen?	**Keine Kortisone** **Dr. Werthmann Diät** anordnen und **Fortakehl D5** Tropfen geben (pro Lebensjahr 2 x 1 Tropfen tgl. oral), ab 10. Lj. 2 x 10 Tropfen tgl., **Alkala T:** bei Kindern ab 5 Jahren 1-2 x tgl. 1/2 Tabl. Alkala T in warmes Wasser geben. Erwachsene: 2 x 1 Tabl. tgl. in warmes Wasser.
Knochen und Gelenke	Coxarthritis juvenilis Gonarthritis juvenilis Morbus Bechterew Beinlängen-Differenz. Dr. Voll (EAV- 1950) hat Zusammenhang zwischen Dünndarm und Coxarthritis juvenilis und Gonarthritis juv. gefunden.	Hinkt Ihr Kind? Ist es gehfaul? (wegen Coxarthritis/Gonarthritis) Leidet Ihr Kind an Bechterew? Leidet Ihr Kind an Muskelschwäche? Leiden Sie an Rheumatismus? Haben Sie Probleme mit der Verdauung? Schmerzen Hüfte oder Knie?	**Dr. Werthmann Diät** anordnen und **Fortakehl D5** Tropfen geben (pro Lebensjahr 2 x 1 Tropfen tgl. oral), ab 10. Lj. 2 x 10 Tropfen tgl., **Alkala T:** bei Kindern ab 5 Jahren 1-2 x tgl. 1/2 Tabl. Alkala T in warmes Wasser geben. Erwachsene: 2 x 1 Tabl. tgl. in warmes Wasser.
Beinlängen-Differenz eine Blockade	Das Beckenproblem und Zahnprobleme haben dieselbe Ursache,	Hinkt das Kind, hinken Sie? Gibt es eine schiefe Beckenachse? Ungleich lange Füße?	**Dr. Werthmann Diät** anordnen und **Fortakehl D5** Tropfen geben (pro Lebensjahr 2 x 1 Tropfen tgl.

Mögliches Schwachorgan	Symptome **Alle Beschwerden sind die Folgen der Dünndarmschleimhaut-Atrophie und NICHT die Ursachen**	Fragen an den Patienten oder Eltern **Wie und wo versteckt sich die Darmallergie?** **Seit wann leiden Sie Ja/nein**	Antworten und Therapiehinweise **Wichtigste Therapie**
	sind immer von C2 und C3 (Nacken). Beim Sitzen sind die Glutäalfalten in gleicher Höhe, beim Stehen oder Gehen in ungleicher Höhe.	Haben Sie die Schuhe verschieden aufgedoppelt? Haben Sie eine nicht einseitige Hüftbeeinträchtigung?	oral), ab 10. Lj. 2 x 10 Tropfen tgl., **Alkala T:** bei Kindern ab 5 Jahren 1-2 x tgl. 1/2 Tabl. Alkala T in warmes Wasser geben. Erwachsene: 2 x 1 Tabl. tgl. in warmes Wasser. Keine Schuheinlagen oder Schuhaufdoppelung Suchen Sie sich einen isopathisch ausgebildeten Orthopäden oder Chiropraktiker.
Vegetatives Nervensystem Matrixstörung	Das vegetative Nervensystem ist bei jeder Reaktion zwangsläufig mitbeteiligt.	Schwitzen Sie vermehrt? Spüren Sie in den Beinen (besonders an Füßen) oder Kopfhaut Gänsehaut, Frösteln, Kribbeln?	**Dr. Werthmann Diät** anordnen und **Fortakehl D5** Tropfen geben (pro Lebensjahr 2 x 1 Tropfen tgl. oral), ab 10. Lj. 2 x 10 Tropfen tgl., **Alkala T:** bei Kindern ab 5 Jahren 1-2 x tgl. 1/2 Tabl. Alkala T in warmes Wasser geben. Erwachsene: 2 x 1 Tabl. tgl. in warmes Wasser.

Neurologie **Psychiatrie**	Unruhe, Weinerlichkeit, Restless legs, Ängstlichkeit, Isoliertes Jucken der Rachen-Hinterwand, Merk- und Konzentrationsstörungen	Hat das Kind Heißhunger oder strikte Abneigung? Kann Ihr Kind ruhig sitzen? Stört es den Schulunterricht? Kann Ihr Kind nicht auf einem Platz spielen, läuft es immer durch die Wohnung? Restless legs? Juckt es bei Genuss einer Torte auf der Rachenhinterwand? Haben Sie Merk- u. Gedächtnis-Störungen, hat das Kind Schwierigkeiten in der Schule? Weint es viel? Haben Sie Angst? Unruhe? Euphorie? Jähzornanfälle? Erlebten Sie in letzter Zeit Wesensveränderungen, depressive Verstimmung? Hochstimmung? Haben Sie Wortfindungsstörung, Stottern?	**Bitte keine Psychopharmaka, kein Kortison.** **Dr. Werthmann Diät** anordnen und **Fortakehl D5** Tropfen geben (pro Lebensjahr 2 x 1 Tropfen tgl. oral), ab 10. Lj. 2 x 10 Tropfen tgl., **Alkala T:** bei Kindern ab 5 Jahren 1-2 x tgl. 1/2 Tabl. Alkala T in warmes Wasser geben. Erwachsene: 2 x 1 Tabl. tgl. in warmes Wasser.

2) Intoleranzen

Sie sind Folgekrankheiten der Dünndarmschleimhaut-Erkrankung. Sie sind Abbaustörungen, die dieselben Symptome wie eine Allergie machen (können), die aber nicht selbst eine Allergie darstellen.

Candida-Infektion **Alle Pilzinfektionen gehen von der Dünndarmschleimhaut-Störung aus.** (Hand-, Fuß-Pilze, Darmpilze, Vaginale Pilze, Aphten)	**Wichtigste Therapie** **Dr. Werthmann Diät** anordnen und **Fortakehl D5** Tropfen geben (pro Lebensjahr 2 x 1 Tropfen tgl. oral), ab 10. Lebensjahr 2 x 10 Tropfen tgl. Man benötigt keine Anti-Pilzmittel, denn nur das Darm-Milieu ist wichtig.
Laktose-Intoleranz Magenbeschwerden, Durchfall machen alle Beschwerden der Milch-Allergie als Folge der Dünndarmschleimhaut-Störung	**Wichtigste Therapie** **Dr. Werthmann Diät** anordnen und **Fortakehl D5** Tropfen geben (pro Lebensjahr 2 x 1 Tropfen tgl. oral), ab 10. Lebensjahr 2 x 10 Tropfen tgl. Keine homöopathischen Tabletten, nur Tropfen, beinhalten keine Laktose.
Fruktose- Intoleranz Durchfall, Blähbauch, viel Windabgang	**Wichtigste Therapie** **Dr. Werthmann Diät** anordnen und **Fortakehl D5** Tropfen geben (pro Lebensjahr 2 x 1 Tropfen tgl. oral), ab 10. Lebensjahr 2 x 10 Tropfen tgl.
Jede andere Allergie (Alle sogenannten Sekundärallergien sind hiermit gemeint, die aus den Primärallergien (gegen Milch und Ei) entstehen.)	Basiert immer auf Primär- oder Grundallergien **Wichtigste Therapie** **Dr. Werthmann Diät** anordnen und **Fortakehl D5** Tropfen geben (pro Lebensjahr 2 x 1 Tropfen tgl. oral), ab 10. Lebensjahr 2 x 10 Tropfen tgl.

Fruktose-Intoleranz:
Was ist erlaubt?

Haushaltszucker (Saccharose) besteht aus Fruktose und Glukose In Präsenz von Dextrose (Traubenzucker) kann der Mensch die Fruktose sofort transportieren.

MILCHPRODUKTE	Fruktose-Gehalt	MILCHPRODUKTE	Fruktose-Gehalt
Gorgonzola	frei	Kefir aus Vollmilch	frei
Gouda 45% Fett	frei	Appenzeller Käse 20% Fett	frei
Gruyère 45% Fett	frei	Appenzeller Käse 50% Fett	frei
Limburger 20% Fett / 40% Fett	frei	Bel Paese	frei
Mozarella aus Kuhmilch	frei	Brie (Rahmbrie) fraglich 95mg/100g	frei
Münsterkäse 45% Fett / 50% Fett	frei	Butterkäse	frei
Provolone	frei	Edamer 40% Fett	frei
Romadur	frei	Edelpilzkäse 50% Fett	frei
Roquefort	frei	Emmentaler 45% Fett	frei
Sauermilchkäse wie Harzer, Mainzer, Hand-, Stangenkäse höchstens 10% Fett	frei	Ziegenkäse	frei
Tilsiter	frei		

MARGARINE		FLEISCH	frei
Pflanzenmargarine	frei		frei
Standardmargarine	frei	Fisch, Krusten und Weichtiere	frei

Fruktose-Intoleranz:
Was ist erlaubt?

Über 500 mg Fruktose pro 100 g ist schlecht verträglich. Prinzipiell ist alles erlaubt, solange Sie keine Beschwerden bekommen.

GETREIDE-PRODUKTE	mg Fruktose pro 100 g	GETREIDE-PRODUKTE	mg Fruktose pro 100 g
Buchweizen geschält	**frei**	Roggen ganzes Korn	50
Gerste	100	**Roggenmehl**	**frei**
Dinkel	**frei**	Weizen ganzes Korn	40
Hafer	**frei**	Weizenmehl Typ 405	20
Haferflocken	**frei**	**Weizenmehl Typ 550, Typ 1050**	**frei**
Hirse roh	**frei**	Weizenkeime	500
Mais ganzes Korn (MILUPA SOM HUMANA SL)	90	Weizenkleie	50
Mais Cornflakes	**frei**	Roggenbrot	380
Reis unpoliert, Braun-Naturreis	**frei**	Roggenmischbrot	450
Reis weiß poliert	**frei**	Roggenvollkornbrot	1060
		Weizenmischbrot	420
Eierteigwaren (Nudeln, Makkaroni, Spaghetti)	**frei**	**Weizen-Vollkornbrot**	**frei**

GEMÜSE	mg Fruktose pro 100 g	GEMÜSE	mg Fruktose pro 100 g
Süßkartoffel/Batate	655	Kopfsalat	**525**
Kartoffel	170	Löwenzahn	555
Kohlrabi	1230	**Mangold**	**270**
Kohlrübe	550	**Petersilie**	**320**
Kren	130	Lauch	1240
Karotte	1310	**Rhabarber**	**390**
Knoblauch	**frei**	Petersilie	660

Fruktose-Intoleranz:
Was ist erlaubt?

GEMÜSE	mg Fruktose pro 100 g	GEMÜSE	mg Fruktose pro 100 g
Radieschen	715	Spargel	995
Rettich	620	**Spinat**	**125**
Rote Rübe	250	Weißkraut	1760
Schwarzwurzel	80	Wirsing	1110
Sellerie	100	Zwiebel	1360
Wasserrübe	1510	Aubergine	1030
Artischocke	1730	Bohne	1310
Bambus	410	Gurke	865
Bleichsellerie	100	Kürbis	1320
Blumenkohl	205	Paprika grün	1250
Brokkoli	1100	Tomate	1360
Chicoree	715	Zucchini	1140
Chinakohl	**525**	Zuckermais	375
Endivie	610	**Stangenbohne**	**Spuren**
Feldsalat	**230**	Gartenerbse	**65**
Fenchel	1060	Linsen	**65**
Kresse	**frei**	**Mohn**	**frei**
Kohl	920	**Sesam**	**frei**
Rosenkohl	790	**Sojabohne**	**frei**
Rot- (Blau-)kraut (zu dicke Rispen, nicht essen)	1280	**Sojamehl**	**frei**
Sauerkraut (zu dicke Rispen, nicht essen)	210	**Sonnenblume**	**frei**
Schnittlauch	760		

Fruktose-Intoleranz: Was ist erlaubt?

OBST enthält Fruktose, getrocknet ein Vielfaches davon(!)	**mg Fruktose pro 100 g**	**OBST** generell fruktosehaltig	**mg Fruktose pro 100 g**
Apfel	5740	Johannisbeere schwarz	3070
Apfel getrocknet	27.300	**Moosbeere**	**frei**
Birne	6730	Preiselbeere	2930
Quitte	**frei**	Stachelbeere	3330
Aprikose	870	Weinbeere	7440
Aprikose getrocknet	4880	Weinbeere getrocknet	33.200
Kirsche sauer	4280	Ananas	2440
Kirsche süß	6140	Orange	2580
Mirabelle	4300	Avocado	200
Pfirsich	1230	Banane	3400
Pfirsich getrocknet	7390	Dattel getrocknet	24900
Pflaume	2010	**Edelkastanie**	**frei**
Pflaume getrocknet	9370	Feige	Spuren
Reineclaude	3670	Feige getrocknet	23.500
Eberesche(Vogelbeere)	**frei**	Grapefruit	2100
Hagebutte	7300	Kiwi	4600
Holunderbeere schwarz	**frei**	Mandarine	1300
Sanddornbeere	**frei**	Mango	2600
Brombeere	3110	**Oliven**	**frei**
Erdbeere	2300	**Oliven grün mariniert**	**frei**
Heidelbeere	3350	Wassermelone	3920
Himbeere	2050	Zuckermelone	1300
Johannisbeere rot (Ribisel)	2490	Zitrone	1350
PILZE	**mg Fruktose pro 100 g**	**PILZE**	**mg Fruktose pro 100 g**
Austernpilz	**frei**	Pfifferling	**70**
Champignon	**215**	Steinpilz frisch	**260**

3) Allergie

Die Dr. Werthmann-Diät beinhaltet den Verzicht auf Kuhmilch und Hühnerei als Primärallergene.

Kuhmilch-Allergie: Was ist verboten? Was ist erlaubt?

Hier eine Übersicht, was erlaubt und was verboten ist.
Zusätzlich gibt es ein Kochbuch:
Werthmann: Ernährungsumstellung für Chronisch Kranke und Allergiker - Kochrezepte,
5. Auflage, Ebi Verlag, Bern: ISBN 3-9500057-3-8

Erlaubte Lebensmittel
- Alle Getränke ohne Milch
- Jedes Fleisch, Fisch und Meeresfrüchte, Geflügel, Fleisch von Wild
- Jedes Obst, Gemüse, Getreide, Reis

Dr. Werthmann Diät

VERBOTEN	**ERLAUBT** Kontrolle der Inhaltsangaben immer notwendig!
Kuhmilch, Magermilch, Buttermilch, auch Biomilch, Kondensmilch, herkömmliche Kindermilch-Präparate, für stillende Mütter gelten diese Verordnungen ebenso	Schafmilch ab dem 2. Lebensjahr; Ziegenmilch immer mit 1/2 Milch, 1/2 Wasser beginnen. Alle Tiermilch-Arten auf 60 Grad erhitzen. Reismilch nach dem 1. Lebensjahr Kokosmilch nach dem 1. Lebensjahr; Hafermilch, Sojamilch: nie im Reformhaus oder Bioladen kaufen, sondern nur in Apotheke. Bestens geeignet: Adaptierte Sojamilch (Babymilch): **MILUPA SOM** **HUMANA SL**
Milchgetränke mit Kakao Milch-Shakes Molkegetränke, Molkepulver, Molkeprotein, Molkeeiweiß	Sojakakao Sojagetränke Vanille oder Schokolade Sojamilch mit Pfirsich/Aprikose

Kuhmilch-Allergie: Was ist verboten? Was ist erlaubt?

Dr. Werthmann Diät

VERBOTEN	ERLAUBT
Joghurt	Schafmilchjoghurt Ziegenmilchjoghurt Sojajoghurt
Topfen / Quark	Schafmilchtopfen Ziegenmilchtopfen
Rahm / Obers	„Sojadream", Cashewsahne (siehe Kochbuch)
Sauerrahm Schmand Creme fraiche	Sojacreme Cashewrahm Geschlagener Tofu Schafmilchjoghurt mit diversen Kräutern mixen
Butter, Butterschmalz, Kräuterbutter	Schafbutter, Ziegenbutter, Margarine (rein pflanzlich), Öle, Kokosfett, Schafmilchjoghurt mit diversen Kräutern mixen und einfrieren!
Käse, Streichkäse, Molkefrischkäse (z.B. Ricotta)	Schafkäse 100% Ziegenkäse 100%
Milchbrot Knäckebrot Gebäck mit Milch Backwaren und Backmischungen mit Milch	Weißbrot, wenn ohne Milch Brote aus Sauerteig und aus Hefeteig Brötchen ohne Milch
Kuchen, Kekse, Salzstangen, Torten , Sahnetorten, Buttercremetorten	Siehe Literaturhinweis Kochrezepte
Schokolade	Kochschokolade, Schafmilchschokolade, Ziegenmilchschokolade
Pudding	Sojapudding Puddingpulver mit Sojamilch kochen
Milchreis Grieskoch	Milchreis mit Sojamilch Grieskoch mit Sojamilch

Kuhmilch-Allergie: Was ist verboten? Was ist erlaubt?

Dr. Werthmann Diät

VERBOTEN	ERLAUBT
Milcheis	Wassereis (Inhaltsstoffe prüfen!) Wassereis selbst aus Fruchtsäften herstellen Eis aus Schafmilch
Sahnebonbon, Karamell, Nougat, Schokoriegel, Cremes und Flammerie	Sorbet Fruchteis, Fruchtsülzen Grütze
Wurstwaren, Frankfurter/Wiener und Presschinken (enthalten Milcheiweiß als Bindemittel)	Fragen Sie ihren Metzger oder im Bioladen nach milchfreier Wurst. Roher und gekochter Schinken sind milcheiweißfrei
Margarine (mit Milchanteilen)	Margarine (rein pflanzlich)
Salatdressing	Salat mit Essig und Öl
Mayonnaise Remoulade	Sojamayonnaise
Panier mit Milch und Ei	Kein Ersatz
Fertiggerichte mit Panaden	Kein Ersatz
Kartoffelpüree mit Milch	Kartoffelpüree zubereitet mit Sojamilch, Schaf- oder Ziegenmilch oder Gemüsesuppe
Kroketten, Kartoffelflocken, Kartoffelknödel, alle Fertigprodukte	Kein Ersatz
Fertigsuppen	Gemüse- und Rindssuppen, auf Beilage achten, Suppen mit Mehl binden: Kartoffelmehl oder Maizena (reine Maisstärke)
Fertige Saucen	Viele dunkle Saucen sind frei von Milcheiweiß! Helle Saucen enthalten oft Milcheiweiß, daher verboten!

Kuhmilch-Allergie: Was ist verboten? Was ist erlaubt?

Dr. Werthmann Diät

VERBOTEN	ERLAUBT
Saucenbinder	Produkte überprüfen! Saucen mit Mehl oder Maizena (reine Maisstärke) oder Kartoffelstärke binden. Sojaprodukte.
Kaffeeweißer Sprühschaum	Kaffee schwarz!! Milch schädigt die Leber durch Energieraub und macht müde.
Ketchup, Senf, wenn milchhaltig	
Fruchtsäfte, Gemüsesäfte: in beiden ist oft Molke als Stabilisator vorhanden	Fruchtsäfte selbst pressen Gemüsesäfte selbst pressen

Viele Fertiggerichte können Milch oder Molke enthalten!

- Laktalbumin, Laktoglobulin, verboten.
- Milchzucker und Milchsäure erlaubt.

Hühnerei-Allergie: Was ist verboten? Was ist erlaubt?

Vorsicht bei E-Nummern: speziell E322 (Lezithin) und E1105 (Lysozym) werden aus Hühnerei hergestellt.

Dr. Werthmann Diät

VERBOTEN	ERLAUBT Kontrolle der Inhaltsangaben immer notwendig!
Hühnerei	Puten-, Wachtel-, Gänse-, Enten-Ei, nie roh verwenden 1 EL Sojamehl/oderKichererbsen-mehl mit 1-2 EL Sojamilch-, Schaf- oder Ziegenmilch angerührt. (Nur im Notfall mit Wasser!)
Eierteigwaren	Hartweizengrießnudeln 100%, meist sind es italienische Erzeugnisse Reisnudeln, Maisnudeln, Glasnudeln Buchweizennudeln 100% Alle Nudeln ohne Ei
Backwaren und Backmischungen mit Ei	Kein Ersatz
Kuchen Torten Kekse	Erlaubt sind z.B. Blätterteig, Mürbeteig, Strudelteig, Pizzateig
Milchbrot Waffeln Biskuits Biskotten (Löffelbiskuits) Kekse mit Ei Palatschinken, Crepes	Brot aus Hefeteig und Sauerteig
Semmelknödel	mit Fett, Wasser, Salz, viel Kräuter, ev. kleingehackten Zwiebeln
Puffer Auflauf	Kein Ersatz
Eierlikör	Verzicht
Ei als Bindemittel	Pfeilwurzmehl, Mondamin, Maizena (Maisstärke), Reismehl, Vollsojapulver, pflanzlicher Eiersatz (Reformhaus)

Hühnerei-Allergie:
Was ist verboten? Was ist erlaubt?

Dr. Werthmann Diät

VERBOTEN	ERLAUBT
Bonbon Gummibären Desserts mit Eis Cremen mit Eis	Gummibären aus Fruchtsaft (in Apotheke erhältlich) Sojacreme mit Früchten, Marmelade, Schokolade, Raspel
Schokolade	Kochschokolade
Eis	Wassereis, Eis aus Schafmilch
Fertigsaucen Fertiggerichte z.B. Serviettenknödel Semmelknödel	Nicht erlaubt
Margarine Mayonnaise	Margarine (rein pflanzlich) Sojamayonnaise

Literaturliste

Heine Hartmut, Prof. Dr.:
Lehrbuch der biologischen Medizin ISBN 3-8304-5335-2 Hippokrates Verlag Stuttgart

Mattman Lida H. PhD:
Cell Wall Deficient Forms (Stealth Pathogens) 3rd ed. ISBN 0-8493-8767-1 CRC Press, Boca Raton - London - New York - Washington, DC

Negshi, K.:
Egg sensitivity and eczematous manifestations in breast-feed newborns with Particular reference to intrauterine sensitization Ann. Allergy 35(1975)221

Randoll Ullrich G.:
Universität Erlangen: Kontakte zwischen lebenden Zellen im Blut sichtbar gemacht, Ärztezeitung Östereich 2007

Reckeweg H. H.:
Rundfunkvortrag 29.4.1964 (in Krebsprobleme, Aurelia Verlag Baden-Baden 1980)

Reinstein, H. Dr. med.:
Der kranke Darm, Sanitas Verlag Bad Wörishofen 1968

Robbins and Cotran:
Pathologic Basis of Disease 1994

Scheller E. F. Dr. Dr. Dr.:
Krebs ein Milchsäureproblem (17.7.1892)

Schlosser Hugo, Dr. med:
Deutsche Zeitschrift für Biologische Zahnmedizin (8.1992), Der isopathische Umkehrwert als Maß für die Intoxikation mit Amalgam bzw. Amalgamanteilen

Werthmann Konrad Dr. med.:
Ratgeber für Allergiker und chronisch Kranke, ISBN 978-3-9520057-6-7, Ebi Verlag CH 3038 Kirchlindach/Bern

Werthmann Konrad Dr. med.:
Kuhmilch- und Eiweißallergie bei Kindern, Sonntag Verlag Stuttgart, ISBN 978-3-8304-9055-5

Werthmann Konrad Dr. med.:
Ernährungsumstellung für chronisch Kranke und Allergiker – Kochrezepte, Ebi Verlag CH 3038 Kirchlindach/Bern, ISBN 978-3-9520057-3-6

Werthmann Konrad Dr. med.:
Kranebitter O. Dr. psych, med: Grenzen der Therapie: Teil 1: Acta Biologica Pascoe, Jahrgang. XXX, 2,

Werthmann Konrad Dr. med. Kranebitter O. Dr. psych, med:
Wille und Phantasie< Teil 2: Acta Biologica, Pascoe, Jahrgang XXXI, 1, 10.07.1992

Werthmann Konrad Dr. med.:
Erfahrungsheilkunde/acta empirica: 1/1983 S: 41-42: Die Kopfhaut und das Störfeld Tonsillen

Werthmann Konrad Dr. med.:
Die Vier Stufen in der Isotherapie Ebi Verlag Pharm CH 3038 Kirchlindach/Bern ISBN 978-3-9520057-7-4

Werthmann Konrad Dr. med.:
Praxisnahe Einführung in die Elektro-Akupunktur nach Voll (Selbstverlag)

Ärztezeitung von Österreich (Oktober 2007):
Überschrift: Rheumatismus ist eine Krankheit, die als Folge der intestinalen Allergie angesehen werden kann.